Anti-Aging ist gesunde E

10-15 Jahre jünger aussehen. Mit der Body De
Stoffwechsel ankurbeln ✓ abnehmen ✓ glatte, strahlende Haut
bekommen. Der neue Anti-Aging Ratgeber

Auflage 1 / 19.08.2020 / Fraenzi Braun

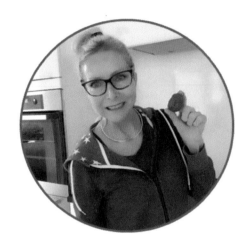

*Fraenzi
Braun*

Dieses Buch bringt Dich auf die Sonnenseite des Lebens"

Inhaltsverzeichnis

Contents

Einleitung

Fällt Dir der Blick in den Spiegel zunehmend schwerer? Möchtest auch du gerne ein paar Jahre jünger aussehen, weniger Falten, straffe Haut, keine grauen Haare, eine schlanke, attraktive Figur für ein besseres Selbstwertgefühl, für mehr Erfolg im Beruf und Privatleben? Hast Du eventuell schon viel Geld für teure Kosmetikprodukte, Antifalten-Pillen und Anti-Cellulite Cremes ausgegeben ohne sichtbare Resultate zu erzielen? Oder versuchst Du seit Jahren mit unzähligen Diäten mehr oder weniger erfolglos Deine Gewichtsprobleme in den Griff zu bekommen?

Wie schön wäre es doch wenn wir das Rad der Zeit einfach zurückdrehen könnten. Stell Dir vor wieviel besser Du Dich fühlen würdest mit einem frischen, verjüngten Aussehen, einer guten Figur und ohne die typischen Beschwerden die das Älterwerden mit sich bringt.

Wunderpillen gibt es leider noch nicht doch die gute Nachricht ist: mit der richtigen Ernährung die unseren Körper nicht belastet sondern kontinuierlich entgiftet und ein paar weiteren äussert effektiven Maßnahmen ist es tatsächlich möglich uns aufs „Jungbleiben" zu programmieren. Und es ist nie zu spät damit anzufangen, auch wenn Du die 50 schon lang überschritten hast wie ich.

Bedingt durch meine eigenen gesundheitlichen Probleme befasse ich mich seit mehr als 30 Jahren mit Ernährung, Fitness und seit einiger Zeit auch mit natürlichen Anti-Aging Methoden. Denn über die Jahre stellte ich fest dass ich meine Ernährungsweise nicht nur positiv auf die Gesundheit auswirkte sondern auch einen äußerst positiven Effekt auf mein Aussehen hatte: keine grauen Haare, straffe Haut, einen schlanke, attraktive Figur um die mich viele 30 jährige beneiden. Sogar die von vielen gefürchteten Wechseljahrbeschwerden blieben aus. Und das alles mit minimalem Verzicht. Ganz klar, von nichts kommt nichts: natürlich gehört auch bei mir tägliche Bewegung zum Pflichtprogramm. Doch es lohnt sich!

Wie genau mein Ernährungskonzept und meine Anti-Aging Methoden funktionieren teile ich mit Dir in diesem Buch.

Ziel des Buches

Iss Dich jung und schön!

Mit meinem 3-Phasen Anti-Aging Programm erhältst Du eine einfach umzusetzende Step-by-Step Anleitung. So kannst auch Du es schaffen Dich **in nur 3 Monaten** um Jahre zu verjüngen und sogar Zeichen des Älterwerdens rückgängig zu machen oder wenigstens signifikant zu mildern. Und das ist noch nicht alles: ganz nebenbei wirst Du auch noch Deine überflüssigen Pfunde los (sofern Du welche hast)

Außerdem erhältst Du in einfach verständlicher Form das erforderliche Hintergrundwissen und natürlich jede Menge Anti-Aging Tipps. Und speziell für die Leserinnen: die besten und effektivsten **Beauty-Rezepte aus aller Welt**

Also, nicht warten sondern handeln. Schnapp Dir jetzt gleich das Buch! Denn wie Du weisst, die Uhr tickt. Tick, tack, tick, tack. Selbst wenn Du noch keine 40 bist, fang jetzt schon an. Je früher man mit Anti-Aging Massnahmen startet desto besser ist die Wirkung.

Viel Erfolg!

Zusatzmaterial

Sämtliches Zusatzmaterial zum Buch - detaillierte Ernährungspläne, Shopping Listen, themenspezifische Handouts und vieles mehr - findest Du im Downloadbereich auf meiner Webseite unter folgendem Link:
https://gesund-und-schlank.fit/antiaging-download/

Was ist Anti-Aging

Der Begriff Anti-Aging oder Reverse-Aging ist auf Deutsch am besten mit dem Begriff "Verjüngung" wiederzugeben. Anti-Aging steht generell für Maßnahmen deren Ziel es ist das biologische Altern des Menschen hinauszuzögern oder zu verlangsamen. Vor allem sollen die sichtbaren und spürbaren Zeichen und Folgen des Älterwerdens verbessert oder gar rückgängig gemacht werden - innen wie aussen - um so die Lebensqualität und die Gesundheit bis ins hohe Alter zu verbessern. Auch das Selbstwertgefühl wird durch ein jugendliches, frisches Aussehen um ein Vielfaches gesteigert was sich äußerst positiv auf unser Wohlbefinden auswirkt

Was kannst Du mit natürlichem Anti-Aging erreichen?

- mehr Vitalität, mehr Energie (körperlich wie geistig)
- gesundheitliche Probleme reduzieren
- gesundheitliche Probleme vorbeugen
- das jugendliche Aussehen möglichst lange erhalten
- die attraktive, schlanke Figur bewahren
- Figurprobleme beseitigen
- Gewicht reduzieren, Gewicht halten
- gezielt die Problemzonen Bauch, Beine Po verbessern
- Cellulite loswerden
- straffere Haut bekommen, Falten reduzieren
- Haarausfall vermeiden oder stoppen
- Ergrauen der Haare hinauszögern
- belastbarer und gelassenere werden
- besser Schlafen

Wenn das auch Dir wichtig ist dann bist Du hier richtig. Stell Dir vor wie Du in 3 Monaten und einem Jahr aussehen willst. Und Dich dann Deine Freunde und Bekannte fragen wie Du das geschafft hast. Du wirst eine Rundumerneuerung erleben und eine ganz neue, positive Ausstrahlung erlangen. Eine positive Ausstrahlung wirkt anziehend auf andere und macht das Leben leichter. Und stell Dir vor welche neuen Chancen ein frisches, jugendliches Aussehen bringen! Im Beruf, in der Partnerschaft oder bei der Partnersuche sind die äußeren Werte nach wie vor die massgebenden

Kriterien für Erfolg. Der Weg dahin ist leichter als Du denkst. Der beste Zeitpunkt um zu starten ist jetzt. Aber nun mal ganz von vorne...

Was lässt uns eigentlich altern?

Primäres Altern, auch physiologisches Altern genannt, können wir nicht aufhalten, es gehört zum Leben. Hingegen können wir auf die sekundären Alterungsfaktoren sehr wohl Einfluss nehmen: Sekundäres Altern ist ein Vorgang der durch die Summe von Zellschäden hervorgerufen wird. Verursacht durch zerstörerische Prozesse wie Oxidation und Abnutzung und der Ansammlung von schädlichen Nebenprodukten des Stoffwechsels [Giftstoffe/Schlacken] . Der Organismus altert folglich ähnlich wie ein Auto das rostet. *Quelle: Wikipedia*

Während wir den Schadstoffbelastung durch Luftverschmutzung, aus dem Trinkwasser etc nicht ausweichen können haben wir die Möglichkeit den Alterungsprozess mit einer gesunden Lebensweise sehr wohl positiv zu beeinflussen:

Maßgeblich schuld an der Überlastung unseres Körpers mit schädlichen Substanzen die das Altern beschleunigen sind:

1. die schädlichen und unnatürlichen Substanzen die wir täglich mit unserer Nahrung aufnehmen: Konservierungsmittel, Geschmacksverstärker, Farbstoffe, Pestizide, chemisch hergestellte Süß- und Aromastoffe und vieles mehr. Es ist nicht der einzelne Stoff, es ist die Summe davon die unseren Körper belastet und, je älter wird werden auch überfordern kann

2. Hektik und Stress: Wir stehen je länger je mehr unter Dauerstress bei gleichzeitig mangelnder körperlicher Aktivität. Hektik, Ärger im Job oder privat, permanenter Zeitdruck, Sorgen etc verursachen eine enorme Belastung, sowohl psychisch wie auch körperlich und führen zu gestörten Stoffwechselprozessen. Die ausgeschütteten Stresshormone beeinträchtigen u.a. die Verdauung und Ausscheidung. So verbleiben Schadstoffe und Stoffwechselabfallprodukte im Körper, belasten unsere Gesundheit und schaden unserem Aussehen.

3. Zusatzbelastung durch Rauchen, regelmässiger oder übermäßiger Alkoholkonsum, Medikamente etc.

Bei jedem von uns sind diese drei Faktoren verschieden stark ausgeprägt. Unser Organismus kann diese Giftstoffe nur begrenzt abbauen und ausscheiden, je älter wir sind desto mehr belasten sie unseren Körper. Wenn Ruhephasen oder der Schlaf zu kurz sind und die tägliche Flut von Schadstoffen zu gross ist fehlt dem Körper die Zeit und die Kraft alle schädlichen Substanzen abzubauen. Ein Teil dieser Gift- und Schadstoffe verbleiben im Körper. Die Belastung des Organismus mit Stoffwechsel-Abbauprodukten (Abfallstoffe) nimmt kontinuierlich zu. Man nennt das auch **Verschlackung**

Zusammenhang Ernährung - Altern

Viele ästhetische und gesundheitliche Probleme hängen direkt mit unseren modernen Ess-, Trink und Lebensgewohnheiten zusammen. Bei falscher Ernährung entstehen beim Verdauen und Verstoffwechseln viele schädliche und giftige Substanzen. Mit zunehmendem Alter kann unser Organismus immer weniger gut mit diesen schädlichen Stoffwechselprodukten umgehen. Unsere Verdauungs-, Entgiftungs- und Ausscheidungsorgane wie Darm, Leber, Nieren, Lymphe und Haut sind permanent überfordert.

Was passiert? Unser Körper verfügt über eine kluge Selbstschutzfunktion: Um eine Schädigung der Organe zu verhindern wird das «Zuviel» an toxischen Substanzen und Stoffwechsel Abbauprodukten «zwischengelagert», dort wo es am wenigsten Schaden anrichtet. Dieser Prozess ist vergleichbar mit der Sondermüllentsorgung. Auch dort wird versucht auf speziellen Deponien etwas zu lagern was unbrauchbar ist aber das Potential besitzt einigen Schaden anzurichten. Das ist weiter nicht so schlimm wenn es die Ausnahme ist, dann kann der Organismus die Schadstoffe in einer „ruhigen" Phase abbauen und ausscheiden. Wenn allerdings schon nach wenigen Stunden erneut die nächste Überflutung mit Schadstoffen zB durch eine falsche, ungesunde Ernährungsweise erfolgt wird aus dem Zwischenlager ein Endlager.

Schlackenspeicher #1: Unser Fett- und Bindegewebe. Der Körper lagert "giftige Abfallstoffe" die er nicht ausscheiden kann ins Körpergewebe ein, z. B. ins Fettgewebe, in die Gelenkknorpel oder ins Bindegewebe. Vor allem

Das Bindegewebe ist aufgrund seiner Struktur in der Lage schädliche Säuren, Gifte und Stoffwechsel Abfälle aller Art aufzunehmen und zu speichern ohne dass es gleich zur Ausbildung akuter Beschwerden kommt. Je größer hingegen die Mülldeponie wird desto gravierender sind die Auswirkungen aufs Aussehen, Gewicht und die Gesundheit. Der Grad der Verschlackung zeigt unser wirkliches biologisches Alter.

Offensichtlich wird dies wenn man bedenkt, dass sich alle Körperzellen ständig erneuern. Das "Altern" findet zwischen den Zellen statt, wo eine wachsende Menge an Stoffwechselabfällen dafür sorgen, dass die Zellerneuerung immer mehr und mehr beeinträchtigt wird. Ablagerungen von Schadstoffen sind deshalb der Grund für eine Vielzahl sogenannter Alterserscheinungen. Die **zunehmende Verschlackung ist der Altersbeschleuniger #1**

Die sichtbaren und spürbaren Zeichen der Verschlackung

Übergewicht, träger Stoffwechsel, Mineralstoffmangel

Die Symptome einer Verschlackung sind vielfältig und hängen vor allem davon ab, wo die Schlacken eingelagert werden. Hierbei spielen genetische Faktoren ebenso eine Rolle wie Vorerkrankungen bzw. geschwächte Organe oder Körperregionen. Generell ist der Körper jedoch darum bemüht, die Schlacken dort einzulagern, wo sie den geringsten Schaden anrichten. Dazu bietet sich in erster Linie unser Unterhautfettgewebe des Bindegewebes an.

Je nachdem, welche Körperregion besonders von der Einlagerung betroffen ist, zeigen sich die Folgen der Verschlackung zB als

- Cellulite
- schlaffe Haut
- Falten
- Pigmentflecken
- Hautunreinheiten
- Haarausfall

- Übergewicht
- Krampfadern
- kalte Füsse
- Wassereinlagerungen
- Gelenkschmerzen
- Kopfschmerzen
- Stimmungsschwankungen
- Knochenschwund

Wenn wir nichts unternehmen um den Körper gründlich zu entsäuern und zu entschlacken schreitet die Verschlackung unaufhaltsam voran. Die giftigen Schlacken lagern sich nicht nur im Binde- und Fettgewebe ab sondern mit der Zeit auch in den Zellen selbst, im Hautgewebe, in Knochen und Gelenken, in den Organen Sie legen damit den Grundstein für eine Vielzahl von Erkrankungen wie Arthrose, Rheuma, Nieren-, Blasen-, oder Gallensteinen.

Auch das Immunsystem verliert seine Kraft und die Anfälligkeit für Infektionen wie Erkältungen, Grippe, Pilzbefall oder Harnwegsentzündungen steigt. Auch das Blutsystem leidet. Die Blutplättchen werden starr, die Arterien enger und weniger elastisch. Bluthochdruck und andere Herz Kreislauf-Erkrankungen werden so begünstigt.

Zellalterung

Solange wir jung sind wird der Körper noch mehr oder weniger problemlos mit Schadstoffen fertig. Doch mit dem Älterwerden ändert sich das. Nur ein unbelasteter Organismus ist in der Lage die Schäden an Zellen zu reparieren. Bei einem mit übersäuerten und verschlackten Organismus hingegen ist das nicht mehr der Fall. Je mehr unser Körper übersäuert und verschlackt desto schlechter funktioniert die **Versorgung mit Nährstoffen** und der **Abtransport** von anfallenden **Stoffwechsel Abbauprodukten** wird **erschwert**.

Eine gesunde Zelle ist immer geöffnet für Mineralien	Eine übersäuerte Zelle macht dicht. Das führt zu Mineralstoffmangel

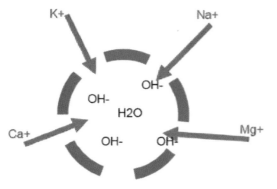
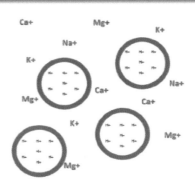

Die "Straßen" zu unseren Zellen sind verstopft. Die Zellen werden nur noch mangelhaft mit den benötigten Vitalstoffen versorgt. Zur Reparatur von Zellschäden fehlt so das "Material", die Zellerneuerung leidet. Andererseits können Zellabfälle nicht mehr abtransportiert werden. Die Abfälle bleiben im Zwischenzellgewebe liegen, Ist dort kein Platz mehr verbleiben Abfälle sogar m Zellinneren. Dadurch übersäuert die Zelle selbst. Die Zelle erstickt buchstäblich an ihrem eigenen Müll. Die Zelle lebt wie in einem Slum, sie hungert und ist von Müll umgeben. Intakte Zellen sind jedoch das A und O für ein jugendliches Aussehen und unsere Gesundheit. Fazit: Zellen die von Müll umgeben sind der nicht entsorgt wird altern schnell und sterben früh. Auch wir selber altern immer schneller je mehr Müll und Giftstoffe sich ansammeln.

Verschlackung hat viele Gesichter

Ein verschlacktes und übersäuertes Zwischenzellgewebe mit unterernährten und sauren Zellen ist die Ursachen für all das was uns krank und hässlich macht und uns schneller als nötig altern lässt. Die ersten äußeren Anzeichen von Verschlackung machen sich zB als Fettpolster an Bauch, Po oder Oberschenkel bemerkbar. Da es sich hier nicht nur um überschüssiges

Körperfett handelt, sondern um Fettgewebe in dem der gefährliche «Sondermüll» gelagert ist, sind diese „Fettpolster" besonders resistent gegen die meisten Diäten. Du wirst es vielleicht bereits aus eigener Erfahrung kennen. An den Problemzonen Po-Bauch-Oberschenkel schmilzt das Fett zuletzt. Auch unreine Haut, Cellulite, Krampfadern, Haarausfall, vorzeitiges Ergrauen, Ödeme etc. sind typische Anzeichen von Verschlackung.

Die Verschlackung zeigt sich jedoch nicht nur in Form von ästhetischen Problemen, sondern hat weit gravierende Folgen: Unsere Gesundheit leidet. Müdigkeit, Antriebslosigkeit, Kopfschmerzen, Schlaflosigkeit, Haut- und Magenproblemen sind dabei noch die harmlosesten Beschwerden. Mit der Zeit werden sich auch die sogenannten Zivilisationskrankheiten bemerkbar machen wie Infektanfälligkeit, Diabetes, Herz- Kreislauferkrankungen, chronische Gelenk- und Rückenschmerzen - und viele andere gesundheitliche Probleme die gerne als «Altersbeschwerden» bezeichnet werden obschon man erst 50 und noch nicht 80 ist ….

Wie schlimm ist Deine Verschlackung?

schau doch mal ob es bei Dir einen Entgiftungsbedarf gibt.

Liste der Symptome

1 - Leichte Verschlackung

- Müdigkeit, Energielosigkeit
- Gewichtszunahme
- Schlechter Schlaf, Unruhe
- Hautunreinheiten, fahles Hautbild
- Cellulite
- Doppelkinn
- Augenringe
- schlaffe Haut, Falten
- Reizbarkeit
- verminderte Belastbarkeit
- spröde Haare

2 - Mittlere Verschlackung

- chronische Verstopfung, Blähungen, Durchfall
- Magenprobleme, Sodbrennen
- Vorzeitiges Ergrauen der Haare
- Haarausfall
- Krampfadern
- Allergien
- Infektanfälligkeit
- Kopfschmerzen
- Nackenschmerzen

3 - Fortgeschrittene Verschlackung

- Gelenk- und Rückenschmerzen
- Diabetes
- Herz-Kreislauferkrankungen
- Osteoporose
- Haarausfall
- Arteriosklerose
- Arthrose

Anti-Aging beginnt mit Entgiftung (Body Detox)

Den Körper von Giftstoffen befreien durch Entsäuern und Entschlacken ist der einzige Weg zur Besserung. Doch kein Grund zur Panik! Egal wie weit die Verschlackung bereits fortgeschritten ist, mit den entsprechenden Maßnahmen können wir uns von eingelagerten Schlacken befreien und damit die meisten Folgeerscheinungen entweder beseitigen oder zumindest mildern.

Um unseren Körper zu entschlacken, müssen wir zum einen die Zufuhr schlackenbildender Stoffe unterbinden bzw. verringern, zum anderen die

Ausscheidung der bereits eingelagerten Schlacken anregen und unterstützen. Ein Großputz ist nötig damit der Körper endlich Zeit bekommt die Müllhalden abzubauen und die eingelagerten Giftstoffe auszuscheiden. **Body-Detox** hat somit einen enorm **verjüngenden Effekt**

N.B Der Begriff «Detox» stammt vom lateinischen Wort «Detoxifikation» und bedeutet «Entgiftung». Der Begriff «Entschlackung» hat dieselbe Bedeutung

Und jetzt wirst Du staunen. Du musst keine dieser Entschlackungs-/Entgiftungs- Kuren oder gar Fasten-Kuren machen wo man sich nur von Säften oder dünnen Suppen ernähren darf und froh ist wenn man eine solche Kur wegen dem dauernden Hungergefühl oder der Energielosigkeit bis zum Ende durchhält. Übrigens ein Hauptgrund warum so viele Abnehm-Vorhaben bereits in dieser frühen Phase scheitern.
Viel besser, wir setzen einfach das körpereigene Body-Detox-Programm mit Hilfe einer einfachen Ernährungsumstellung und ein paar weiteren Maßnahmen in Gang. Mit einem Minimum an Verzicht, jedoch mit sensationeller Wirkung.
Natürlich gibt es auch hier Grenzen: Wenn die Verschlackung zu groß ist und schon seit Jahrzehnten besteht oder wenn starkes Übergewicht im Spiel ist dann braucht es Zusatzmaßnahmen. Ich gebe gerne via support e-mail Anfrage Auskunft über solche Möglichkeiten.

Der Anti-Aging Hauptfaktor: die richtige Ernährung

Betrachte Anti-Aging als Projekt. Alle erfolgreichen Projekte beginnen mit einer guten Planung und der Wahl der richtigen Strategie bevor es an die Umsetzung geht. Genau dann wirst Du maximalen Erfolg haben. Wahllos irgendwelche Anti-Aging Nahrungsergänzung zu schlucken oder Anti-Aging Nahrungsergänzung auf die Schnelle etwas mit den aus der Werbung bekannten Anti-Aging Hormon Wunderpillen erreichen zu wollen ist pure Zeit- und vor allem Geldverschwendung.

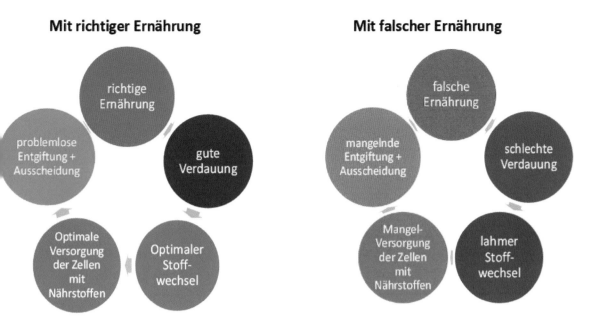

Mit richtiger Ernährung

- richtige Ernährung
- gute Verdauung
- Optimaler Stoffwechsel
- Optimale Versorgung der Zellen mit Nährstoffen
- problemlose Entgiftung + Ausscheidung

Mit falscher Ernährung

- falsche Ernährung
- schlechte Verdauung
- lahmer Stoffwechsel
- Mangel-Versorgung der Zellen mit Nährstoffen
- mangelnde Entgiftung + Ausscheidung

Anti-Aging basiert auf mehreren Säulen. Doch **das Fundament ist die richtige Ernährung:**

Nur eine für unseren Organismus bekömmliche Ernährung garantiert
- eine gute Verdauung
- ein optimaler Stoffwechsel
- eine problemlose Entgiftung und Ausscheidung

Das sind die Voraussetzungen damit Body-Detox zu 100% funktioniert. Es ist wichtig dass Du diese Zusammenhänge verstehst, deshalb werde ich in den nächsten Kapiteln ausführlich darauf eingehen. Dieses Wissen wird Dir helfen, ernährungsbedingte und andere Fehler zu vermeiden die Dich am Ende des Tages in Deinen Bemühungen weit zurückwerfen können. Denn nur wenn alle Rädchen des Getriebes "Mensch" rund laufen funktioniert Anti-Aging. Dreht ein Rädchen zu langsam oder fällt ganz aus kommt das Ganze Getriebe ins Stocken oder gar zum Stillstand.

Mit der richtigen Ernährung gelingt es uns, den Organismus wieder voll funktionstüchtig und leistungsfähig zu machen und die belastenden Faktoren zu beseitigen oder wenigsten so gut wie möglich zu reduzieren.

Die Anti-Aging Ernährung

"Man ist was man isst" und "der Tod sitzt im Darm und Bauchfett"
Diese Redewendungen sollten wir uns wirklich zu Herzen nehmen. Und das
gute daran ist, es liegt ganz allein in unserer Hand das Beste für unser
Wohlbefinden, unsere Gesundheit und fürs Jungbleiben zu tun wenn wir uns
für die "richtige" Ernährungsweise entschieden

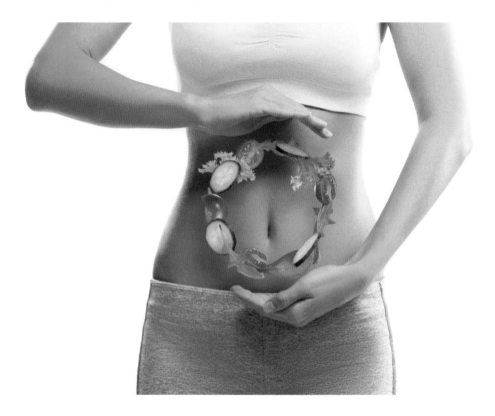

Mit der richtigen Ernährung zum neuen "Ich"

Die für uns optimale Ernährung muss folgende Anforderungen erfüllen:

1 - liefert **alle** wichtigen **Nähr- und Vitalstoffe**
2 - ist leicht verdaulich: Speisen die unsere Verdauung anregen und nicht
lahmlegen
3 - regt den **Stoffwechsel an**: Nur wenn der Stoffwechsel optimal
funktioniert werden unsere Zellen problemlos mit allen benötigten
Nährstoffen versorgt. Doch die beste Ernährung nützt nichts, wenn sie nicht
auf unseren individuellen Stoffwechseltyp abgestimmt ist. Nicht jedes

18

gesunde Nahrungsmittel ist für alle gleich gut geeignet. Was für den einen bekömmlich ist kann dem Anderen Probleme machen. Deshalb ist eine vielfältige Nahrungsmittel Palette eine wichtige Voraussetzung damit jeder die für seinen Stoffwechsel geeigneten Lebensmittel- und Zubereitungsweise auswählen kann. Ein Kriterium das bei vielen Diäten nicht gegeben ist.

4 - problemlose Ausscheidung: Diese Lebensmittel belasten die Entgiftungs- und Ausscheidungsorgane nur minimal

5 - Die richtige Ernährung produziert viel weniger Abfall- und Giftstoffe. Der Abtransport und die Ausscheidung kann somit problemlos und schnell erledigt werden. Das wiederum verhindert das Einlagern von Gift- und Schlackenstoffe

6 - Fun-Faktor: ganz wichtig! Eine gesunde Ernährung muss uns schmecken und uns satt machen. Wenn Hunger aufkommt heisst das, dass uns etwas fehlt und dann ist es nur eine Frage der Zeit bis man die Übung abbricht. Die Ernährung muss alle 5 Geschmacksrichtungen abdecken, sauer, süss, scharf, bitter, salzig

Die richtige Ernährungsweise kann folglich Verschlackung verhindern und sogar die durch Verschlackung verursachte Schäden an Zellen rückgängig machen. So trägt sie maßgeblich zur Verlangsamung des Alterungsprozess bei.

Welche Ernährung ist richtig, welche ist falsch?

Grundsätzlich ist es so dass jedes Lebensmittel das wir zu uns nehmen entweder zu einer weiteren Belastung beitragen oder den Abbau von Schadstoffen, d.h. die Entgiftung unterstützen und anregen kann. Es gibt sie also, die Nahrungsmittel mit dem Detox-Effekt. Wie gross dieses **Detox-Potential** ist **hängt** maßgeblich **vom «Säure Bildungsgrad»** also **vom pH-Wert** des jeweiligen Lebensmittels **ab**. Lebensmittel die «säurebildend» verstoffwechselt werden tragen zur Verschlackung bei während die «basenbildenden» und «neutralen» Lebensmittel problemlos verdaut und verstoffwechselt werden.

Diese natürliche Detox-Wirkung von gewissen Lebensmitteln macht sich meine **Anti-Aging Ernährung** zu Nutze. Bei der **Anti-Aging Ernährung**

findet detoxen somit Tag für Tag statt - mit jeder Mahlzeit, im Gegensatz zu den üblichen Detox Kuren (Saftkuren, Fasten etc.) die zeitlich auf die Kursdauer begrenzt sind und deren Wirkung schnell wieder verpufft wenn nach Beendigung zur gewohnten Ernährungsweise zurückgekehrt wird

Wie vermeintlich gesundes Essen zur chronischen Übersäuerung und somit zur Verschlackung führt

Auch wenn wir uns sogenannt «gesund» ernähren landen wir ganz schnell im gefährlichen «sauren» Bereich wie nachfolgende Beispiele zeigen:

In der folgenden Tabelle werden 2 bekannte Ernährungsvarianten mit der "Anti-Aging Ernährung" verglichen. Es wird aufgezeigt wie die jeweiligen Nahrungsmittel verstoffwechselt werden. **S**(säurebildend) oder **B**(basisch/neutral) und wie hoch die Säurebelastung am Ende des Tages ist mit dem Dein Stoffwechsel klarkommen muss

	Vollwertige Ernährung	S B	Proteinreiche Ernährung	S B	Anti-Aging Ernährung	S B
Frühstück	Orangensaft*	S	Protein-Shake künstlich gesüsst	S	Stilles Wasser	B
						B
	Vollkorn Müsli mit Milch / Joghurt	S S	Frischkäse Pfannkuchen mit Früchten	S S B	Banane mit Sahne	B
	1 Scheibe Vollkornbrot	S				
	Kaffee	S	Kaffee	S	Kaffee mit Sahne	S B
Mittagessen	Fisch gedünstet mit Zitrone	S B	Fisch gedünstet mit Zitrone & Gemüse	S B B	Grüner Salat mit Olivenöl Dressing	B B
	Vollreis mit Paprikagemüse	S B		S S	Fisch mit Zitronenschaum und Brokkoli	S B B
	Light Getränk	S	Energy Drink			
	Kaffee	S	Kaffe		Kaffee mit Sahne	S B
Abendessen	Vollkornpasta mit Tomatensauce	S S	Hähnchen gegrillt Grill-Tomate	S S	Zucchini-Auflauf	B
Sauer **Basisch**	**90%** **10%**	S B	**80%** **20%**	S B	**15%** **85%**	S B

Orangensaft gekauft hat sehr viel Zucker und wirkt somit säurebildend

Lass mich nun an folgendem Beispiel erklären was beim Verdauungsprozess einer säureüberschüssigen Ernährung passiert:

Jede Mahlzeit wird in unserem Körper fein säuberlich zerlegt. Brauchbares wird verwertet, Unbrauchbares wird entsorgt. Das nennt man Stoffwechsel. Nehmen wir nun das ach so gesunde Frühstücks-Müsli mit dem Glas O-Saft, einer Tasse Kaffee und einem Stück Vollkornbrot unter die Lupe. Ein gutes Beispiel für eine ausgesprochen säurebildende Mahlzeit.

Das Müsli besteht in der Regel aus einer Fertig-Müslimischung mit Getreideflocken, getrockneten Früchten, etwas Nüssen und leider viel Zucker. Die Müsli-Mischung wird mit Milch, Joghurt oder Quark vermengt. Dazu gibt's den super gesunden O-Saft aus dem Tetrapack, 1-2 Tassen Kaffee mit fettarmer Milch und der Figur zuliebe mit Süßstoff gesüßt. Dazu vielleicht noch ein Stück Vollkornbrot. Unterwegs dann als ultimativen Wachmacher den Coffee-to-go.

Ausser den paar Nüssen, die Du eventuell sogar weglässt weil Fett ja dick macht sind alle Bestandteile säurebildend . Das heisst: Bei der Verdauung und Verstoffwechselung dieser Mahlzeit entstehen im Körper eine Menge Säuren.

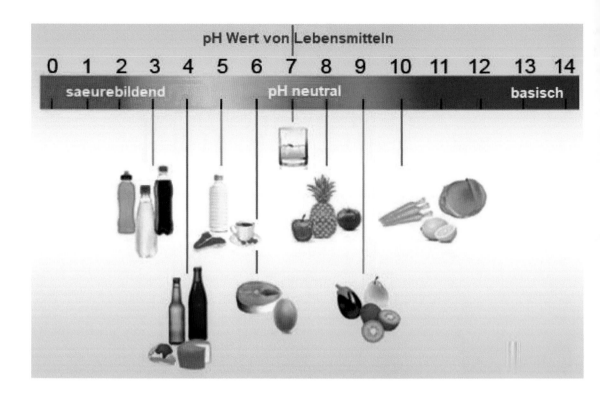

pH Wert von Lebensmitteln

| 0 | 1 | 2 | 3 | 4 | 5 | 6 | 7 | 8 | 9 | 10 | 11 | 12 | 13 | 14 |

saeurebildend   pH neutral   basisch

Was bewirken basen- und säurebildende Lebensmittel im Körper?

Alle Lebensmittel, die wir zu uns nehmen, werden wie gesagt vom Stoffwechsel verarbeitet. Ob dabei Basen oder Säuren entstehen, wird durch den pH-Wert des Nahrungsmittels festgelegt. Der **pH-Wert** gibt an, wie hoch die Säurebelastung für die Niere ist. Je tiefer der pH-Wert, desto stärker säurebildend sind die Lebensmittel. Ist der pH-Wert >= (größer gleich) **7** wirken die Lebensmittel basisch oder neutral.

Unser Stoffwechsel kann nur in einem bestimmten pH-Bereich optimal funktionieren und zwar im leicht basischen (pH 7-7.5). Um diesen zu halten und nicht zu „sauer" zu werden verfügt unser Organismus über mehrere Regulationsmöglichkeiten. Während Basen nach der Verstoffwechselung einfach ausgeschieden werden, **müssen Säuren** zuerst **neutralisiert werden**. Das geschieht **mit** Hilfe von körpereigenen basischen Puffersubstanzen. Das sind wertvolle **Mineralstoffe** wie **Calcium, Kalium, Magnesium, Natrium und Phosphor** die unser Körper allesamt und tagtäglich für eine Vielzahl von lebenswichtigen Aufgaben benötigt (Hautaufbau, Knochenaufbau etc.). Wenn nun eine säureüberladene

Mahlzeit wie das genannte Müsli-Frühstück eintrifft, müssen allein für dessen Verstoffwechselung viele wertvolle Mineralstoffe geopfert werden. Nimmt der Körper zu wenig basische Mineralstoffe auf, um die Säuren zu neutralisieren, werden die körpereigenen Depots geplündert (Haare, Haarboden, Haut, Knochen, Knorpel, Blutgefäße etc). Doch die sind nicht unerschöpflich. Ernähren wir uns überwiegend von säurebildenden Lebensmitteln, kann unser körpereigenes Ausgleichssystem an seine Grenzen kommen. Überschüssige Säuren werden dann als Stoffwechselrückstände (Schlacken) im Fett- und Bindegewebe deponiert. Ist der Körper permanent übersäuert, funktionieren auch die Verdauung, der Stoffwechsel und die Ausscheidung nicht mehr richtig

Unsere Lebensmittel - Basisch oder Sauer?

Die nachfolgende Säure-Basen-Tabelle zeigt Dir welche Lebensmittelgruppen basisch oder neutral sind und Dir somit gut tun indem sie der Übersäuerung entgegenwirken. Bitte beachte: «Sauer» hat nichts mit der Geschmacksrichtung sauer zu tun!
Gut zu wissen: Es gibt einen wichtigen Unterschied zwischen dem pH Wert eines Lebensmittels und seiner Wirkung auf den pH Wert im Körper. Deshalb benutze bitte meine Liste und nicht eine der unzähligen die Du im Internet findest. Hier gehts zum Download der Liste: https://gesund-und-schlank.fit/antiaging-download/

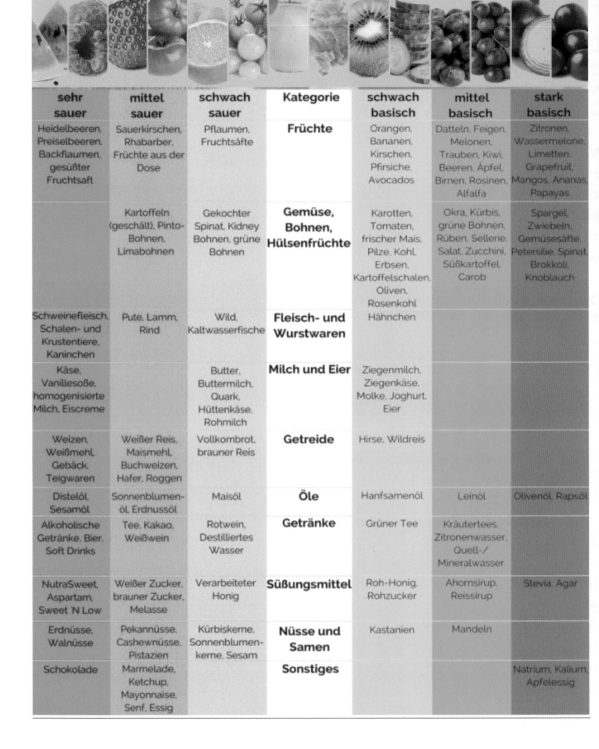

sehr sauer	mittel sauer	schwach sauer	Kategorie	schwach basisch	mittel basisch	stark basisch
Heidelbeeren, Preiselbeeren, Backflaumen, gesüßter Fruchtsaft	Sauerkirschen, Rhabarber, Früchte aus der Dose	Pflaumen, Fruchtsäfte	**Früchte**	Orangen, Bananen, Kirschen, Pfirsiche, Avocados	Datteln, Feigen, Melonen, Trauben, Kiwi, Beeren, Äpfel, Birnen, Rosinen, Alfalfa	Zitronen, Wassermelone, Limetten, Grapefruit, Mangos, Ananas, Papayas
	Kartoffeln (geschält), Pinto-Bohnen, Limabohnen	Gekochter Spinat, Kidney Bohnen, grüne Bohnen	**Gemüse, Bohnen, Hülsenfrüchte**	Karotten, Tomaten, frischer Mais, Pilze, Kohl Erbsen, Kartoffelschalen, Oliven, Rosenkohl	Okra, Kürbis, grüne Bohnen, Rüben, Sellerie, Salat, Zucchini, Süßkartoffel, Carob	Spargel, Zwiebeln, Gemüsesäfte, Petersilie, Spinat, Brokkoli, Knoblauch
Schweinefleisch, Schalen- und Krustentiere, Kaninchen	Pute, Lamm, Rind	Wild, Kaltwasserfische	**Fleisch- und Wurstwaren**	Hähnchen		
Käse, Vanillesoße, homogenisierte Milch, Eiscreme		Butter, Buttermilch, Quark, Hüttenkäse, Rohmilch	**Milch und Eier**	Ziegenmilch, Ziegenkäse, Molke, Joghurt, Eier		
Weizen, Weißmehl, Gebäck, Teigwaren	Weißer Reis, Maismehl, Buchweizen, Hafer, Roggen	Vollkornbrot, brauner Reis	**Getreide**	Hirse, Wildreis		
Distelöl, Sesamöl	Sonnenblumen-öl, Erdnussöl	Maisöl	**Öle**	Hanfsamenöl	Leinöl	Olivenöl, Rapsöl
Alkoholische Getränke, Bier, Soft Drinks	Tee, Kakao, Weißwein	Rotwein, Destilliertes Wasser	**Getränke**	Grüner Tee	Kräutertees, Zitronenwasser, Quell-/ Mineralwasser	
NutraSweet, Aspartam, Sweet 'N Low	Weißer Zucker, brauner Zucker, Melasse	Verarbeiteter Honig	**Süßungsmittel**	Roh-Honig, Rohzucker	Ahornsirup, Reissirup	Stevia, Agar
Erdnüsse, Walnüsse	Pekannüsse, Cashewnüsse, Pistazien	Kürbiskerne, Sonnenblumen-kerne, Sesam	**Nüsse und Samen**	Kastanien	Mandeln	
Schokolade	Marmelade, Ketchup, Mayonnaise, Senf, Essig		**Sonstiges**			Natrium, Kalium, Apfelessig

Die Folgen von Übersäuerung:

Übersäuerung führt zu Mineralstoffmangel: Säurelastiges Essen ist grundsätzlich nicht schlimm, wenn es die Ausnahme bleibt oder wenn die Mineralstoffe zur Neutralisierung in unbegrenzter Menge vorhanden wären. Doch ist leider meistens weder das eine noch das andere der Fall.

Mahlzeiten und Getränke die stark säurebildend werden täglich nicht nur einmal, sondern mehrmals gegessen: das Müsli-Frühstück, die Fertigpizza in der Mittagspause, gegrilltes Fleisch am Abend. Dazu kommen noch die stark säurebildenden Getränke wie Kaffee, Milch, Softdrinks, Bier etc. Und meistens sind Mineralstoffe in einem modern ernährten Körper sowieso Mangelware.

Die Folge ist eine Säureflut im Organismus. Grosse Mengen an Puffersubstanzen in Form von Mineralstoffen werden benötigt um all die eintreffenden Säuren zu neutralisieren. Der Körper versucht verzweifelt, sein Säure-Basen-Gleichgewicht zu halten.

Und so muss der Körper mit sich selbst Raubbau betreiben. Er muss seine eigenen Mineralstoffdepots plündern. Damit riskiert er langfristig schwere Schäden wie zB Krampfadern, Haarausfall, Osteoporose, Bandscheibenleiden, Arteriosklerose usw. Doch es bleibt ihm nichts anderes übrig: Denn das Blut muss basisch bleiben, koste es, was es wolle.

Übersäuerung überlastet die Organe: Wenn die Säuren schlussendlich neutralisiert sind (man nennt sie jetzt Schlacken), müssten sie eigentlich ausgeschieden werden, über die Nieren, die Haut und den Darm. Das gelingt aber aufgrund der großen Säuremenge aus der üblichen Ernährungsweise oft nicht mehr oder nicht vollständig. Die Ausscheidungsorgane sind überfordert und so werden die Schlacken im Körpergewebe eingelagert. Erst wenn sich dem Körper zB während einer Entschlackungskur die Gelegenheit bietet können die Schlacken nach und nach ausgeschieden werden.

Übersäuerung macht dick: Säureüberschüssige Ernährung fördert die Produktion von Fettzellen enorm. Denn das Fettgewebe eignet sich prima zur Einlagerung der Säuren bzw. ihrer Schlacken um so die lebenswichtigen

Organe vor den gefährlichen Säuren zu schützen. Solange Du übersäuert bist bleibt eine dauerhafte Gewichtsabnahme nicht selten ein unerfüllter Wunsch.

In einem übersäuerten Zustand ist eine herkömmliche Diät daher nicht nur nutzlos, sondern schlichtweg gesundheitsgefährdend. Sie nimmt Deinen Organen den Bodyguard „Fett" weg und setzt sie somit den freigesetzten Giftstoffen und Säuren aus.

Übersäuerung bremst den Stoffwechsel aus: Bleibt zu viel Stoffwechsel-Abfall im Fett und Bindegewebe zurück, gerät der gesamte Stoffwechsel aus dem Gleichgewicht. Dadurch arbeitet der Stoffwechsel zu langsam. Die Folgen sind Lymphstau (zB Tränensäcke, Wasseransammlungen in Beinen), Fettansammlungen an Problemzonen, eine erhöhte Entzündungsbereitschaft, Durchblutungsstörungen (kalte Hände und Füße) usw. Ein Fettabbau ist so nicht möglich, das Übergewicht wird von Jahr zu Jahr mehr. Die Haut und das Bindegewebe erschlaffen durch eine schlechte Kollagen-Synthese und Deine Figur wird unförmig durch Verlust an Muskelmasse. Die Vitalität lässt nach, betroffene Menschen fühlen sich an manchen Tagen oder dauerhaft einfach energielos.

Übersäuerung verursacht Wechseljahrbeschwerden: Eine Übersäuerung des Körpers kann zu einer Veränderung und Verschiebung des Hormonhaushalts führen, was sich besonders in den Wechseljahren negativ bemerkbar macht. Während bei Frauen vor den Wechseljahren die Monatsblutung dafür sorgt, dass überschüssige Säuren die im Gebärmuttergewebe zwischengelagert werden ausgeschieden werden fällt dieser Entgiftungsmechanismus in und nach den Wechseljahren aus. Durch den Wegfall der Regelblutung kann ein regelrechter Säurestau entstehen. Dieser kann Wassereinlagerungen im Gewebe, starkes Schwitzen, Hitzewallungen, Fetteinlagerungen, Migräne und Depressionen verursachen.

Übersäuerung als Ursache für Cellulite: Eine Verschiebung von Gewebshormonen durch eine Übersäuerung kann außerdem zu Cellulite an Oberschenkeln, Hüften, Po und Oberarmen führen – und das bereits in jungen Jahren.

Übersäuerung fördert die Faltenbildung und schlaffe Haut: Schlacken setzen sich zwischen die Zellen der Haut. Hautunreinheiten und Pickel im Erwachsenenalter sind immer Anzeichen einer Übersäuerung. Dunkle Augenringe sind nicht nur ein Zeichen von Schlafmangel sondern ein Warnsignal dass unsere Ausscheidungsorgane überlastet sind. Permanente Übersäuerung macht alt, faltig, lässt Altersflecken entstehen und die Haut erschlafft (Doppelkinn, Bauch, Innenseite der Oberschenkel, Oberarme etc.)

Übersäuerung verursacht gesundheitliche Probleme: Die zunehmende Verschlackung bleibt mit der Zeit nicht ohne gesundheitliche Folgen: Schlacken verstopfen Blutgefäße (Arteriosklerose) was zu Bluthochdruck mit all seinen Folgen führt. Schlacken lagern sich in die feinen Gefäße der Augennetzhaut und führen dazu, dass wir eine immer stärkere Brille brauchen.Schlacken nisten sich im Haarboden ein und können Haarausfall verursachen. Aber auch Nieren-, Gallen- und Blasensteine können die Folge von Verschlackung sein. Auch bei Gelenk- und Rückenschmerzen ist an Übersäuerung zu denken, denn Schlacken blockieren Gelenke was teuflische Schmerzen verursachen kann (zB bei Arthrose, Arthritis, Gicht und Rheuma)

Übersäuerung lockt Bakterien und Pilze an: Wenn Du übersäuert bist schaffst Du einen idealen Boden für all die «bösen» Mikroorganismen. Denn nirgends fühlen sich Bakterien, Viren, Pilze und andere schädliche Mikroorganismen so wohl wie in einem sauren Milieu. Wenn Du häufig erkältet bist, oft an grippalen Infekten und Entzündungen der Nasennebenhöhlen leidest weisst Du nun weshalb. Auch Hautausschläge, Allergien und Kopfschmerzen können damit im Zusammenhang stehen. Pilze wie Candida albicans die Blähungen, Scheideninfektionen, Müdigkeit, Heisshunger auf Süssigkeiten, übermäßigen Appetit und Blutzuckerschwankungen verursachen fühlen sich vor allem im übersäuerten Organismus wohl.

Übersäuerung schwächt das Immunsystem: Wenn Du übersäuert bist kann das Immunsystem nur noch mit halber Kraft arbeiten. Krankheiten jeglicher Art – Infektionskrankheiten, chronische Krankheiten, Zivilisationskrankheiten – sind dann völlig normal.

10 gute Gründe jetzt mit der Anti-Aging Ernährung zu starten

Dauerhafte Gesundheit, Wohlbefinden und ein gutes Aussehen möglichst lang zu erhalten ist nur mit einem ausgeglichenem Säure-Basen-Haushalt möglich. Wir müssen deshalb eine säurelastige Ernährung vermeiden und uns **basenüberschüssig** ernähren. Die **basenüberschüssige Ernährung** erfüllt alle Voraussetzungen um gesund zu bleiben und den Alterungsprozess zu verlangsamen. Deshalb nenne ich sie **Anti-Aging Ernährung**. Damit können wir auf einen Schlag einen der schlimmsten Alterungsbeschleuniger aushebeln: Die Übersäuerung und deren Folgen. Rauchen, chronischer Stress, Umweltgifte, regelmäßiger Medikamentenkonsum sind die anderen.

Die Vorteile der Anti-Aging Ernährung auf einen Blick:

- Kurbelt den Stoffwechsel an
- Entlastet die Verdauungs- und Ausscheidungsorgane
- Entgiftet, verhindert Übersäuerung und Verschlackung
- Verhindert Mineralstoffmangel
- Reguliert das Sättigungsgefühl, verhindert Heißhungerattacken
- Verhindert Übergewicht
- Reduziert Cellulite und Haarausfall
- Verbessert den Teint, hilft bei Hautprobleme
- Verhindert oder mindert chronische Krankheiten
- Ist einfach in der Umsetzung und vor allem alltagstauglich
- Bringt in kurzer Zeit sichtbare Erfolge

Die Wirkung der Anti-Aging Ernährung im Detail

Verhindert Übersäuerung und Verschlackung:
Die basenüberschüssige Anti-Aging Ernährung verhindert naturgemäß eine Übersäuerung und hilft bei einer bestehenden Übersäuerung, die eingelagerten Säuren und Toxine abzubauen. Sie verschont uns vor all jenen sauren Stoffwechsel Rückständen, die bei der üblichen Ernährungsweise im Körper entstehen. Alltägliche Probleme wie Verdauungsstörungen, Müdigkeit, Energielosigkeit, Cellulite, Übergewicht

und Infektanfälligkeit die von zu säurelastiger Ernährung herrühren verschwinden oder bessern sich.

Regt den Stoffwechsel an

Übersäuerung und Verschlackung sind immer die Ursache für einen trägen, langsamen Stoffwechsel. Ein **optimaler Stoffwechsel** ist nebst der Entsäuerung und Entschlackung die Voraussetzung des Anti-Agings.

Die Hauptaufgaben des Stoffwechsels sind vielfältig und komplex. Er ist dafür verantwortlich dass:

- die mit der Nahrung zugeführten Bestandteile in körpereigene Bausteine umgewandelt werden
- Bausteine als Zellnahrung an ihren Bestimmungsort (unsere Zellen) transportiert werden
- Unbrauchbares einfach und problemlos abtransportiert und ausgeschieden werden kann.

Die richtige Ernährung kurbelt den Stoffwechsel an. Damit der Stoffwechsel optimal funktionieren kann braucht unser Körper:

   Kohlenhydrate, Fette und Protein(Eiweiss) in der richtigen Kombination, im richtigen Mengenverhältnis und zur richtigen Tageszeit
- mindestens doppelt so viele "basische" wie "saure" Lebensmittel.
- Leicht verdauliche und qualitativ hochwertige Nahrung: Je schwerer verdaulich eine Mahlzeit ist desto mehr Energie benötigt der Stoffwechsel. Energie die dem Organismus fehlt um die Zellerneuerung und -Reparatur durchzuführen. Und, je minderwertig die Nahrung desto weniger wertvolles Baumaterial steht dem Organismus zur Verfügung. Man kann sich leicht vorstellen, dass „Baumaterial" aus frischem Biogemüse eine ganz andere Qualität hat als „Baumaterial" aus einer Fertigpizza hat (leere Kalorien). Die Qualität der Nahrung hat somit einen ganz entscheidenden Einfluss auf die Qualität der Zellbausteine.
- viel Flüssigkeit, mindestens 2 Liter pro Tag trinken, am besten Wasser
- Mineralstoffe, Spurenelemente und Vitamine für die Stoffwechselprozesse
   Und Immer wieder: Bewegung, Bewegung, Bewegung: nur das gibt unserem Stoffwechsel die nötigen Impulse um mit maximaler Leistung zu arbeiten
- Der Stoffwechsel braucht Ruhephasen damit er sich den Reparatur- und Erneuerungsarbeiten widmen kann. Damit meine ich einerseits

genügend Schlaf aber auch genügend grosse Pausen zwischen den Mahlzeiten

Arbeitet der Stoffwechsel nicht optimal werden unsere Körperzellen nicht ausreichend mit Nährstoffen versorgt. Unsere Zellen "verhungern". Das beschleunigt die Zellteilung. Bei einem trägen Stoffwechsel wird außerdem Fett vermehrt eingelagert und Giftstoffe sowie Schlacken werden nicht ausgeschieden sondern im Bindegewebe "zwischengelagert" (toxisches Fett).

Ein gut funktionierender Stoffwechsel ist das A und O, setzt aber auch eine gute Verdauung voraus. Denn nur so können die Nährstoffe im Magen und Darm problemlos in ihre Bestandteile zerlegt werden. Das wiederum setzt voraus dass wir die für unseren Stoffwechseltyp bekömmlichen Nahrungsmittel bevorzugen. Hier gehts zum Test "welcher Stoffwechseltyp bist Du": https://gesund-und-schlank.fit/antiaging-download/

Sorgt für eine gute, problemlose Verdauung
Ein guter Stoffwechsel setzt eine gute Verdauung voraus. Die Anti-Aging Ernährung bewirkt, dass sich im Magen die Magensäureproduktion einpendelt (nicht zu schwach und nicht zu stark) und dass sich im Dickdarm wieder jene nützlichen Bakterien ansiedeln können, die dort für das erforderliche saure Milieu sorgen. Die Anti-Aging Ernährung besteht vorwiegend aus Lebensmittel die sich besonders positiv auf die Darm- und Leber Gesundheit auswirken und tatkräftig bei der Regeneration und Entschlackung dieser beiden Organe mithelfen.

Verhindert Mineralstoffmangel
Die Anti-Aging Ernährung versorgt den Menschen mit allen essentiellen Mineralien und Spurenelementen sowie mit allen Nähr- und Vitalstoffen, die der Körper benötigt, um in sein gesundes Gleichgewicht zu finden.

Verhilft uns zu einem frischen, jugendlichen Aussehen
Durch den kontinuierlichen Detox-Effekt der Anti-Aging Ernährung wird sich bereits nach kurzer Zeit Dein Hautbild deutlich verbessern, dunkle Augenringe und Hautunreinheiten verschwinden, die Haut wird straffer, Altersflecken werden gemildert, Du bekommst wieder einen strahlenden Teint - das Zeichen der Jugend.

Reduziert und verhindert Übergewicht

Bei der basischen Ernährung hat der Körper keinen Grund mehr, Fett einzulagern, um sich vor Säuren und Giften zu schützen. Stattdessen schmilzt das Fett wie von selbst. Ganz im Gegensatz zu den meisten Diäten: vor allem Crash-Diäten entziehen dem Körper wichtige Nährstoffe. Die Folge davon ist dass unser Körper auf sein Notfallprogramm umschaltet, seinen Energiebedarf senkt, den Stoffwechsel herunterfährt und Fett deshalb besonders effektiv speichert. Und so ist es kein Wunder, dass es oft schwer ist trotz Diät abzunehmen. Und noch was: häufige Diäten verursachen Fettleibigkeit. Mit Achtsamkeit abnehmen sollte demnach die Devise sein. Dank der Detox-Wirkung der Anti-Aging Ernährung und dem dadurch verbesserten Stoffwechsel purzeln die Kilos von alleine. Und oh Wunder. Du wirst endlich die langersehnte Fettreduktion an den Problemzonen Bauch, Oberschenkel und Po erleben können. Ist das nicht großartig?

Mehr Vitalität und positiver Effekt auf chronische Krankheiten

Die Anti-Aging Ernährung kann auch einen sehr positiven Einfluss auf schwerwiegende Krankheiten wie Osteoporose und Diabetes haben indem sie wieder einen ausgeglichenen Säure-Basen-Haushalt herstellt.

Unterschied basenüberschüssige vs. basische Ernährung

Die Anti-Aging Ernährung basiert auf der basenüberschüssigen Ernährung wo auch säurebildende Lebensmittel erlaubt sind, Jedoch nur in Kombination mit basischen Lebensmitteln und in einem Verhältnis 80:20. Da ich der Meinung bin dass eine rein basische Ernährung zu stark einschränkt und damit die Wahrscheinlichkeit auf einen vorzeitigen Abbruch der 3-monatigen Anti-Aging Challenge stark steigt. Und es funktioniert tatsächlich auch so. Bevor Du mit der Challenge startest hier noch einige wissenswerte Details zur Wirkung von basischen und säurebildenden Lebensmittel auf unseren Stoffwechsel.

Wirkung basischer Lebensmittel auf den Stoffwechsel

1. Basische Lebensmittel verfügen über einen hohen Gehalt an basisch wirkenden Mineralien und Spurenelementen (Kalium, Calcium, Magnesium,

Eisen us). Wir erinnern uns: zum Neutralisieren von sauren Stoffwechsel-Abfallprodukten braucht es genau diese Mineralstoffe.

2. Basische Lebensmittel sind arm an Säure bildenden Aminosäuren (Methionin und Cystein). Bei einem Überschuss dieser sauren Aminosäuren, verursacht durch einen zu hohen Fleisch-, Fisch-, Eier-, oder Milchprodukte-Konsum, werden sie abgebaut und es entsteht giftige Schwefelsäure.

3. Basische Lebensmittel regen die körpereigene Basenbildung an: Basische Lebensmittel liefern Stoffe (zB Bitterstoffe), die im Organismus die körpereigene Bildung von Basen anregen.

4. Basische Lebensmittel tragen nicht zur Verschlackung bei: Basische Lebensmittel hinterlassen bei ihrer Verstoffwechselung keine sauren Stoffwechselrückstände (Schlacken).

5. Basische Lebensmittel enthalten Vitalstoffe (zB Antioxidantien, Vitamine, sekundäre Pflanzenstoffe, Chlorophyll), die einen Anti-Aging Effekt haben, den Körper vitalisieren, die Entgiftungsorgane stärken, Ausleitungsorgane entlasten und das Immunsystem unterstützen. Auf diese Weise versetzen basische Lebensmittel den Körper in die Lage, eigenständig überschüssige Säuren, Gifte und Schlacken besser neutralisieren und ausleiten zu können

6. Basische Lebensmittel verfügen über einen hohen Wassergehalt, so dass der Körper immer über ausreichend Flüssigkeit verfügt (auch wenn vielleicht einmal zu wenig getrunken wird). Eine genügende Flüssigkeitszufuhr ist wichtig um Säuren oder andere Giftstoffe rasch über die Nieren ausscheiden zu können.

7. Basische Lebensmittel wirken entzündungshemmend – und zwar aufgrund ihrer hohen Vitalstoff- und Antioxidantiengehalte sowie den richtigen Fettsäuren. Entzündungsprozesse stehen oft am Anfang von vielen chronischen Erkrankungen (von Rheuma, Arteriosklerose über Diabetes bis hin zu Autoimmunerkrankungen) und beschleunigen nach neusten Erkenntnissen massgebend den Alterungsprozess. Entzündungsprozesse verlaufen zunächst völlig unbemerkt. Sie führen jedoch zu einer endogenen (im Körper stattfindenden) Säurebildung und verstärken somit eine Übersäuerung. Basische Lebensmittel hingegen mildern bzw. verhindern eine Übersäuerung und hemmen so bestehende Entzündungsprozesse.

3. Basische Lebensmittel fördern die Darmgesundheit und stabilisieren die gesunde Darmflora. Je gesünder der Darm ist, umso besser und schneller können anfallende Säuren ausgeschieden werden, umso vollständiger verläuft die Verdauung, und umso weniger Schlacken fallen überhaupt erst an.

Wirkung von säurebildenden Lebensmittel auf den Stoffwechsel

1. Säurebildende Lebensmittel sind reich an sauer wirkenden Mineralien zB Phosphor, Schwefel, Jod, Chlor, Fluoride

2. Säurebildende Lebensmittel sind reich an säurebildenden Aminosäuren (Methionin und Cystein), was bei übermäßigem Verzehr von Fleisch, Fisch, Milchprodukten, Eiern etc. zur Bildung von giftigen Schwefelsäure führt

3. Säurebildende Lebensmittel können die körpereigene Basenbildung nicht anregen: Säurebildende Lebensmittel sind äußerst arm an jenen Stoffen (zB Bitterstoffe), die im Organismus die körpereigene Bildung von Basen anregen und somit zur Entsäuerung beitragen können.

4. Säurebildende Lebensmittel führen zur Schlackenbildung: Säurebildende Lebensmittel enthalten derart viele schädliche und säurebildende Zutaten, dass bei ihrer Verstoffwechselung enorme Mengen an sauren Stoffwechselrückständen (Schlacken) entstehen. Säurebildende Zutaten sind beispielsweise Zucker, schlechte Kohlenhydrate, minderwertige Fette, tierisches Protein, Koffein, Alkohol oder auch synthetische Lebensmittelzusatzstoffe (Konservierungsmittel, Farbstoffe usw).

5. Säurebildende Lebensmittel verhindern körpereigene Entsäuerungsprozesse: Säurebildende Lebensmittel enthalten keine oder deutlich weniger Vitalstoffe (zB Antioxidantien, Vitamine, sekundäre Pflanzenstoffe, Chlorophyll etc.), die den Körper zur eigenständigen Entsäuerung motivieren würden.

6. Säurebildende Lebensmittel verfügen oft über einen sehr niedrigen Wassergehalt, so dass der Körper – vor allem wenn gleichzeitig auch zu wenig Wasser getrunken wird – kaum über genügend Kapazitäten verfügt, um Säuren oder andere Schlacken rasch über die Nieren ausscheiden zu können. Ein Teil der Schlacken verbleibt daher im Körper und trägt zur wachsenden Übersäuerung bei.

7. Säurebildende Lebensmittel fördern im Körper die Entstehung von schwelenden (unbemerkten) Entzündungen, zB aufgrund ihres hohen Gehalts an entzündungsfördernden Fettsäuren, aber auch, weil sie arm an entzündungshemmenden Stoffen sind. Dort jedoch, wo Entzündungen sind, entstehen verstärkt Säuren.

8. Säurebildende Lebensmittel verschlechtern die Darmgesundheit und schädigen die Darmflora. Je kränker jedoch der Darm ist, umso schlechter und langsamer können anfallende Säuren ausgeschieden werden, umso unvollständiger verläuft die Verdauung und umso mehr Schlacken fallen folglich an. Zusätzlich produzieren jene Bakterien, die bei einer geschädigten Darmflora überwiegen, Toxine, die noch zusätzlich zur Übersäuerung und Verschlackung beitragen

Die Anti-Aging 3-Phasen Challenge

Ziel: den Alterungsprozess signifikant verlangsamen

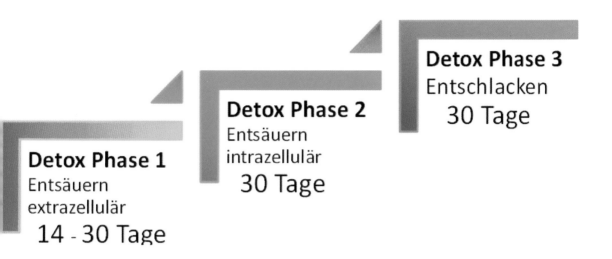

Detox Phase 3
Entschlacken
30 Tage

Detox Phase 2
Entsäuern
intrazellulär
30 Tage

Detox Phase 1
Entsäuern
extrazellulär
14 - 30 Tage

Phase 1 - die Umstellung: Entsäuerungsprozess aktivieren, Stoffwechsel ankurbeln
Phase 2 - die Tiefenreinigung: entgiften bis ins Zellinnere
Phase 3 - Müll loswerden: den Körper von Schlacken befreien

Tatsächlich bewirkt **Body-Detox** dasselbe wie die **"Undo-Taste"** beim Computer. Fehler können rückgängig gemacht werden! Es ist immer wieder erstaunlich zu beobachten wie schnell sich der Körper regenerieren kann, wenn Du Ihn dabei unterstützt.

Was wir erreichen wollen ist die **Entgiftung und Regeneration** des gesamten Körpers. Dadurch werden die Verdauungs- und Ausscheidungsorgane entlastet, der Stoffwechsel wird angekurbelt der durch die Verschlackung träge geworden ist, die körpereigene Entgiftungsfähigkeit wird wiederhergestellt

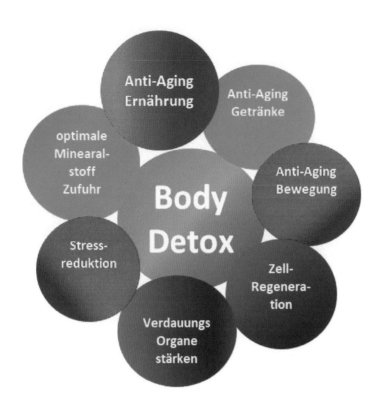

Die 7 Detox-Maßnahmen

1. Die richtige Ernährung
2. Die richtige Flüssigkeitszufuhr
3. Nahrungsergänzung: - die richtige Mineral- und Vitalstoffzufuhr
4. Stimulierung und Regeneration der Entgiftungs- und Ausscheidungsorgane
5. Zellregeneration
6. Ausreichend Bewegung und die richtige Atmung
7. Stressreduktion

#1 - Mit der **konsequenten basenüberschüssigen Ernährung** und **basischen Getränken** sorgen wir dafür, dass ab sofort weniger säurebildende Stoffe in unseren Körper gelangen, damit sich keine neuen Schlacken bilden können.

Mit der basenüberschüssigen Ernährungsweise die äusserst vitalstoffreich ist kann man bereits sehr gut entschlacken und entgiften, denn viele Vitamine, Mineralien und insbesondere die antioxidativ wirkenden sekundären Pflanzenstoffe aktivieren die körpereigenen Entgiftungsfähigkeiten. Die basenüberschüssige Ernährung entlastet den

Stoffwechsel da viel weniger schädliche Stoffwechselprodukte entstehen. Die **basenüberschüssige Ernährung** - die wohl genussvollste und sanfteste Art, um den Körper zu entsäuern, zu regenerieren und auch ein paar Pfunde loszuwerden. Es wird nicht gehungert und Du musst auf (fast) nichts verzichten. Das Programm lässt sich sehr einfach zu Hause durchführen, aber auch genauso gut in den Arbeitsalltag integrieren

#2 - Zellregeneration umfasst den **Wiederaufbau einer gesunden Zelle**, den **Zellschutz** und die **perfekte Zellnahrung.** Einem stark übersäuerten Organismus muss durch spezielle Maßnahmen bei der Entsäuerung nachgeholfen werden damit die Zellen ihre eingelagerten Säuren ausleiten kann. Nur dann können Nähr- und Mineralstoffe sowie Sauerstoff wieder optimal aufgenommen werden

#3 - Mineralstoffdepots auffüllen: Mineralstoffe und Spurenelement sind an allen Stoffwechselvorgängen beteiligt. Bei Übersäuerung sind die Mineralstoffdepots meist aufgebraucht oder es herrscht bereits ein Mineralstoffmangel. Um zukünftige Säuren neutralisieren zu können, die beim Entschlackungsprozess in der Phase 2 in grossen Mengen durch die gelösten Giftstoffe anfallen, ist die Anti-Aging Ernährung allein nicht ausreichend. Die basenüberschüssige Ernährung ist zwar Mineral- und Vitalstoffreich, doch jahrelange Defizite können nur durch ganz **spezifische, hochdosierte Nahrungsergänzung** ausgeglichen werden.

#4 - Darmreinigung und Regeneration der Darmflora: Parallel zur Entsäuerung ist auch die Reinigung des Verdauungstraktes und die Wiederherstellung einer gesunden Darmflora erforderlich. Denn was nützt die beste Ernährung, wenn die Verdauung nicht richtig funktioniert. Der Darm sorgt sowohl für die Aufnahme von Nährstoffen und ebenso für die Ausscheidung von Abfallprodukten und Giftstoffen. Nur wenn die Nahrung gut verdaut werden kann belastet sie unseren Organismus nicht. Eine **intakte Darmfunktion** und eine **gesunde Darmflora** sind die Voraussetzung dafür. Bei Übersäuerung infolge schlechter Ernährungsgewohnheiten, Stress, regelmäßiger Einnahme von Medikamenten, bei älteren und übergewichtigen Menschen ist erfahrungsgemäß die Darmflora aus dem Gleichgewicht geraten. Die guten Bakterien wurden vertrieben, schädliche Bakterien haben sich im Dünndarm ausgebreitet. Das hat zur Folge, dass sich fremde Keime leichter vermehren können, Schad- und Giftstoffe werden nicht mehr vollständig entsorgt. Der

Darm wird träge, Kotrückstände verkleben die Darmwand was die Nährstoffaufnahme behindert, man verträgt gewisse Lebensmittel nicht mehr.   Daher ist die Zufuhr von "guten" hochaktiven Darmbakterien - sog. **Probiotika** - sinnvoll um den Darm wieder in Schwung zu bringen. Durch das Weglassen bestimmter Nahrungsmittel wie es bei der Anti-Aging Ernährung der Fall ist wird dafür gesorgt, dass die schlechten Bakterien zurückgedrängt werden, so u.a. auch die sog. "Firmicutes", auch als **Dickmacher Bakterien** bekannt. Nicht alle nützlichen Bakterien können jedoch als Nahrungsergänzung eingenommen werden. Diese kann man trotzdem ganz einfach vermehren indem man sie mit ihrer "Lieblingsnahrung" versorgt zB in Form von **Präbiotika**.

#5 - Ausscheidungsorgane anregen: Viel Trinken, aber das richtige! Je mehr Du trinkst desto besser funktioniert die Ausscheidung und umso schneller wirst Du die Giftstoffe und Schlacken los. Die Haut als größtes Ausscheidungsorgan was Säuren anbelangt kann durch basische Bäder noch zusätzlich zum Entgiften angeregt werden

#6 - Wir müssen noch einen weiteren wichtigen **Faktor reduzieren**, der uns übersäuert: **Stress**. Unser hektischer Lifestyle, Termindruck usw. hat die meisten von uns fest im Griff. Nicht wenige stehen sogar im Dauerstress. Denkbar schlechte Voraussetzungen, wenn Du Deinen Körper in die Säure-Basen Balance bringen und abnehmen willst. Doch die gute Nachricht ist, es liegt in Deiner Hand wieviel Stress Du Dir zumuten willst, auch wenn die äußeren Stressfaktoren scheinbar noch so zahlreich und unausweichlich erscheinen. Ein paar einfache Tipps die Wunder wirken findest Du im Kapitel "Spezialthemen: Stoffwechsel - Stressabbau/ Entspannung"

#7 - Bewegung in den Alltag einbauen: Bewegung und Sport aktivieren den Zellstoffwechsel. Und jede Zelle braucht Sauerstoff! Bei sportlichen Aktivitäten - am besten an der frischen Luft - werden die Zellen durch die tiefere Atmung besser mit Sauerstoff versorgt. Durchs Schwitzen und die tiefere Atmung wird über die Lunge vermehrt Säure in Form von CO_2 ausgeschieden. Und noch was: Sport eignet sich wunderbar zum Stressabbau. Also, denk daran: nur das "bewegte Leben" regt unseren Stoffwechsel maximal an und hält uns fit und gesund

Was passiert in den einzelnen Phasen?

Phase 1+2: Säure-Basen Haushalt ins Gleichgewicht bringen

Dauer Phase 1: 14 - 30 Tage, je nach Grad der Übersäuerung
Dauer Phase 2: 30 Tage

Waldsterben! Sicher hat jeder schon mal davon gehört. Was ist dafür die Ursache? Genau, der **saure** Regen der die Böden auslaugt und so nicht nur die Wälder sondern auch unsere Nutzpflanzen bedroht.

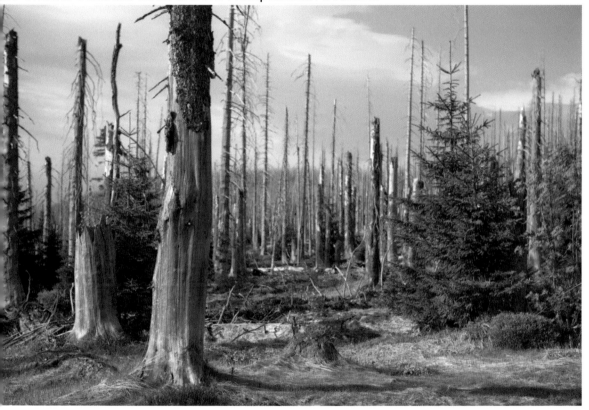

Dasselbe gilt für unseren Organismus. Der übersäuerte Körper ist total aus dem Gleichgewicht geraten, deshalb muss als erster Schritt die Säure-Basen Balance wiederhergestellt werden. In unserem Stoffwechsel laufen permanent chemische Prozesse ab. Wie gut sie funktionieren, hängt auch davon ab, wie sauer oder basisch wir sind. Im Normalfall reguliert sich der pH-Wert automatisch. Aber oftmals überfordern wir das empfindliche System, **wir übersäuern**. Eine säurelastige Ernährung ist eine der häufigsten Ursachen hierfür. Dazu kommen die zahlreichen künstlichen Stoffe und chemischen Substanzen, mit denen wir täglich konfrontiert sind. Die Anti-Aging Ernährung wirkt der Übersäuerung entgegen. Das macht es unserem Stoffwechsel leichter, Abbauprodukte auszuscheiden. Unsere Verdauungsorgane können wieder optimal arbeiten und unsere Körperzellen werden wieder ausreichend mit Sauerstoff, Nährstoffen, Mineralien und Vitaminen versorgt

Die komplette Entsäuerung

Alle nachfolgend aufgeführten Maßnahmen sind Bestandteil meines Anti-Aging Programms. In der Phase 1+2 steht das Entsäuern des Körpers im Mittelpunkt. In den ersten 14-30 Tagen wird die tägliche Säureflut gestoppt und die noch nicht eingelagerten Säuren werden ausgeschieden. In den folgenden 30 Tagen wird das Zellinnere entsäuert. Viele Detox-Kuren entsäuern den Magen-Darm-Trakt. Sie entsäuern aber nicht das Gewebe und sie entsäuern schon gar nicht die Zelle selbst.

Eine Übersäuerung gilt wie gesagt als starke Stoffwechselbremse und behindert die Ausscheidung. Doch gerade die Entgiftungs- und Ausscheidungsorgane werden bei einer Detox-Kur stark gefordert und müssen entsprechend stimuliert und gestärkt werden: Deshalb sind nebst den entsäuernden Maßnahmen auch der Einsatz von Pro- und Präbiotika die ideale Vorgangsweise um eine intakte Darmflora aufzubauen. Sie ermöglicht die optimale Entgiftung über den Darm.

Fazit: Die Entsäuerung und die Reinigung des Verdauungstraktes aktivieren die Selbstregulationsfähigkeit des Organismus. Der Körper ist so in der Lage alles auszuleiten was er nicht braucht und was schädlich ist und sich stattdessen mit hochwertigen Nähr- und Mineralstoffen zu versorgen, um so gesunde, starke Zellen aufzubauen.

Motivation: Die Haut sieht frischer aus. Ohne zu Hungern sind ein paar Pfunde weg, der Bauch ist flacher, die Hosen spannen nicht mehr um den Po, die Verdauung funktioniert optimal, Du fühlst Dich fit und wohl

Phase 3 - Schlacken loswerden

Das Thema der 3. Phase ist das Lösen, Neutralisieren und Ausleiten der Schlacken (im Gewebe eingelagerte Säuren und Giftstoffe). Nur durch den Schlackenabbau ist eine **Verjüngung** überhaupt **möglich**

Dauer: 4 Wochen, je nach Grad der Verschlackung kann diese Phase auch ausgedehnt werden

Viele Schulmediziner mögen den Begriff „Schlacken" nicht, weil so ursprünglich Ablagerungen im Darm bezeichnet wurden. Unbestritten ist allerdings, dass in unserem Stoffwechsel ständig Stoffwechsel Abbauprodukte anfallen, die im Körper zwischengelagert werden, wenn die Kapazität der Entgiftungs- und Ausscheidungsorgane durch jahrelange ungesunde Ernährung, einen ungünstigen Lifestyle oder mit fortschreitendem Alter beeinträchtigt sind. Je nach Disposition können sich Schlacken an verschiedenen Stellen des Körpers eingelagert haben: im Bindegewebe, im Gelenkknorpel, den Blutgefäßen oder bereits in den Organen. Wie werden wir diese Schlacken los? Nach der Phase 2 hast Du die erste Hürde schon geschafft! Dein Säure-Basen Haushalt ist jetzt ausgeglichen. Denn, ein übersäuerter Körper gibt seine Schlacken nicht her. Da es sich bei Schlacken um schwer ausscheidbare saure und toxische Stoffwechsel-Endprodukte handelt braucht es jetzt ein paar zusätzliche Massnahmen

1 - Schlacken lösen: wir unterstützen den Stoffwechsel mit **schlackenlösenden Komponenten:** entschlackende Kräutertees und Mineralstoffe kommen zum Einsatz

2 - Neutralisierung der gelösten Schlacken. Wir erinnern uns: Schlacken sind Giftstoffe und müssen unschädlich gemacht werden. Die Neutralisierung funktioniert nur durch Bereitstellung von genügend basischen Mineral- und Vitalstoffen in Form von hochdosierter Nahrungsergänzung. Zur Stärkung und zum Schutz der Entgiftungsorgane wie Leber und Darm kommen Heilpflanzen Mischungen und mineralische Produkte zum Einsatz die die freigesetzten Giftstoffe und Säuren zuverlässig binden.

3 - Ausleitung der Schlacken: die **Ausscheidungsorgane** müssen maximal angeregt und gestärkt werden. Sie leisten in dieser Phase Schwerstarbeit! Ausleitende Kräuterteemischungen für die Ausscheidung über Darm und Nieren, basische Vollbäder/Fußbäder und Bürstenmassagen zur Unterstützung der Ausleitung der Giftstoffe über die Haut

Motivation: Was Du erwarten kannst
- glatte, makellose und straffere Haut
- Idealgewicht oder wenigstens ein deutlicher Gewichtsverlust
- Reduktion von Cellulite
- volles, gesundes Haar, sogar graue Haare können verschwinden
- Scharfe Sicht. Sei nicht verwundert wenn Du eine schwächere Brille brauchst
- Bewegliche, schmerzfreie Gelenke
- guter Schlaf
- mehr Vitalität und Lebensfreude
- Chronische Krankheiten wie Allergien, Diabetes, Ekzeme, Akne, rheumatische Beschwerden, Arthritis usw verschwinden oder bessern sich merklich

Wie geht's weiter?

Stabilisierung und Erhaltung

Schlackenfrei in der Säure-Basen Balance leben, mit Deiner bevorzugten Ernährungsweise. Theoretisch wäre die Ernährungsweise der Phase 2 und 3 die ideale Ernährungsweise schlechthin. In der Praxis funktioniert jedoch ein Verzicht auf süße Nachspeisen, Pasta oder frisches Brot nur eine gewisse Zeit lang. Deshalb sind ab sofort wieder alle Lebensmittel erlaubt. Jedoch nur in den Mengen, Kombinationen und dem Mischverhältnis mit dem Dein Organismus problemlos fertig wird. Du wirst ein Gefühl dafür entwickeln was und wieviel Du dir erlauben kannst, das ist individuell ganz verschieden.

Motivation: Jetzt ist die Zeit gekommen um mit weiteren Anti-Aging Massnahmen zu starten (siehe Kapitel "Spezialthemen"). Erst in Deinem "neuen Körper" können sie nun ihre volle Wirkung entfalten.

Step-by-step Anleitung: das Anti-Aging Programm im Alltag

Damit die Umsetzung möglichst einfach ist erhältst Du die genauen "To-do" Listen für alle 3 Phasen der Challenge. Bevor Du mit der Challenge startest erkläre ich Dir die wichtigen Regeln für die 3-Phasen-Detox-Kur die Du unbedingt einhalten solltest.

Die Anti-Aging Ernährung - was ist erlaubt?

Was Dich jetzt sicher am meisten interessiert: was darf ich denn überhaupt essen? Und schmeckt mir das auch? Lass Dich überraschen

In den beiden Detox Phasen essen wir vorwiegend Lebensmittel die nicht nur basisch, sondern auch gesund sind Jede Mahlzeit sollte aus mindestens 80% basischen Lebensmitteln bestehen. Gerne auch zu 100%, doch das ist aus meiner Erfahrung meistens nicht umsetzbar. Die säurebildenden Lebensmittel, deren Anteil höchstens 20% ausmachen darf, sind Proteine, also Fleisch, Fisch oder noch besser, Lebensmittel aus pflanzlichen Proteinquellen wie Tofu, Quorn etc. Proteine sind unverzichtbar für den Stoffwechsel und verhindern zuverlässig Hunger. Sie haben im 20% Verhältnis keinen negativen Einfluss auf die Detox-Wirkung

Regel 1 - Welche Lebensmittel

Erlaubt:

Die Anti-Aging Ernährung besteht vorwiegend aus frischen Lebensmitteln wie Gemüse, Salate, Pilze und Keimlinge
Fett ist erlaubt. Fett macht satt und nicht dick. Nebst pflanzlichem, hochwertigem Oel stehen Butter (keine Margarine), Vollfette Sahne/Vollrahm, Nüsse und Mandeln auf dem Programm
Obschon Tierisches Eiweiss/Protein und ebenso die meisten pflanzlichen Proteinquellen stark säurebildend sind haben sie in Kombination mit basenbildenden Lebensmitteln einen erstaunlich positiven Effekt auf den Abbau von Schlacken und die Gewichtsreduktion. Proteine spielen eine

43

wichtige Rolle beim Stoffwechsel und sorgen für straffe Haut. Beim Abnehmen soll Fett und nicht Muskelmasse abgebaut werden. Proteine sind zum Erhalt des Gewebes wie Haut, Muskeln etc. unverzichtbar. Die folgenden proteinhaltigen Lebensmittel gehören zum täglichen Speiseplan: Huhn, Soja- und Quorn Produkte, Eier und Fisch. Allerdings nur in Kombination mit Gemüse oder Salat und immer nur **im 20:80% Verhältnis.**

- Früchte gibts, aber nur ganz wenige eignen sich in der Detox Phase da sie viel Zucker enthalten.
- Kohlenhydrate: nur Bananen, Kartoffeln und Maronen sind erlaubt
- Getränke: nur stilles Wasser und Kräutertees. 2-3 Tassen schwarzer Kaffee pro Tag ist ok, am besten mit etwas vollfetter Bio Sahne (Vollrahm)
- zum Süßen kannst Du Stevia verwenden. Wenn du es nicht magst dann nimm Birnendicksaft, Xylit oder Kokosblütenzucker (sparsam verwenden, Zucker ist Zucker) aber ja keine künstlichen Süßstoffe.

Verboten:

- Konzentrierte Kohlenhydrate wie Weißmehl Produkte, Reis, alle Getreideprodukte - auch keine Vollkornprodukte! Sie belasten Darm und Verdauungswege und machen dick und hungrig.
- Man verwendet so gut wie keine industriell verarbeiteten Produkte. **Ausnahmen** stellen Mandelmus, Mandelsahne, Erdmandelflocken, Yacon Sirup und Gewürze dar.
- Stark säurebildende Nahrungsmittel wie Milchprodukte, Zucker, Süßigkeiten und Alkohol sind tabu
- Auch Hülsenfrüchte gehören jetzt nicht auf den Speiseplan, weil sie viele Kohlenhydrate enthalten

Regel 2 - welche Lebensmittel zu welcher Tageszeit
Generell gilt: Früchte nur morgens, Eiweiß/Protein nur Mittags, die pflanzlichen Basenlieferanten sowie Fette/Öle zu jeder Mahlzeit

- Früchte mit oder ohne Sahne nur am Morgen essen
- Eiweißspeisen (Protein): Fisch, Fleisch, Sojaprodukte usw mit Salat und/oder Gemüse nur am Mittag essen
- Rohkost sollte nur bis 14 Uhr gegessen werden, Rohkost ist schwer verdaulich und führt oft zu Blähungen, wenn es abends gegessen wird.

Wenn Du allerdings weißt, dass Dir ein Salat am Abend keine Probleme bereitet, dann ist auch Salat ok.

- Abends am besten nur noch gekochtes Gemüse oder eine Gemüsesuppe essen. Wenn Du Gemüse kochst, achte darauf es "al dente" zuzubereiten. So bleiben die wichtigen Vitamine erhalten. Wenn Du abnehmen willst dann abends sparsam Fett verwenden und auf jeden Fall auf Kohlenhydrate wie Kartoffeln verzichten.

Regel 3 - verbotene Lebensmittel-Kombinationen

- Früchte und Proteinspeisen dürfen nicht kombiniert werden
- Früchte nicht mit Kohlenhydraten wie Bananen oder Kartoffeln zusammen essen
- Früchte nicht mischen: Am besten immer nur eine Sorte pro Mahlzeit essen

Regel 4 - gesund und hochwertig - darauf beim Einkaufen achten

- Achte darauf reifes Obst und Gemüse zu kaufen. Am besten nur Gemüse und Früchte kaufen, die auch Saison haben. Es schmeckt einfach besser
  Gesunde, hochwertige, pflanzliche Öle kaufen,
- Fleisch, Fisch und Eier: am besten nur Bio-Produkte kaufen
- Achtung bei Soja-Produkten! Hier speziell darauf achten, dass sie nicht gentechnisch verändert sind. Bei Sojaprodukten nur fermentierte Bio Produkte kaufen

Regel 5 - Richtig Essen

Viele denken jetzt wohl, was soll das denn. Ja, leider muss ich an dieser Stelle ganz ausdrücklich darauf hinweisen, weil es so wichtig ist: es ist u.a. eine der Hauptursachen für Übergewicht und Verdauungsprobleme:

- langsam essen und gut kauen: das Sättigungsgefühl stellt sich erst nach einer gewissen Zeit ein. Isst man zu schnell und ohne gründlich zu kauen verpasst man den Zeitpunkt und man überisst sich regelmäßig. Mit der Zeit geht das Sättigungsgefühl ganz verloren. Wenn wir gut kauen kann außerdem die Nahrung einfacher verdaut werden und es verhindert zuverlässig lästige Blähungen.

- Nie essen, wenn Du gestresst bist: Egal ob bei Stress am Arbeitsplatz, grossem Zeitdruck oder nach einer heftigen Auseinandersetzung mit der Familie. Warte etwas, entspann Dich zuerst zB durch Tiefes Ein- und Ausatmen, dreh die bekannte Runde um den Block oder komm runter indem Du an etwas Schönes und Erfreuliches denkst bevor du mit Essen beginnst. Bei Stress ist das Sättigungsgefühl ausgeschaltet, Deine Verdauungsorgane sind blockiert, das Essen bleibt im Darm liegen und führt zu Verdauungsprobleme.

Regel 6 - Viel Trinken, aber das Richtige

Täglich mindestens 2,5 Liter sollten es schon sein. Je mehr Du trinkst desto besser funktionieren der Stoffwechsel, Giftstoffe können besser ausgeschieden werden.

reines Quellwasser, stilles Mineralwasser Wasser, basische Kräutertees und Gemüse-Smoothies mit Kräutern sind die idealen Getränke. Und die gute Nachricht für alle Kaffeeliebhaber: schwarzer Kaffee ist erlaubt, denn er hält uns jung! Obschon er stark säurebildend tun uns 2-3 Tassen pro Tag gut weil er nachgewiesenermaßen unsere Zellen vor oxidativem Stress schützt und so den Alterungsprozess verlangsamt.

Wichtig:

- nach dem Essen mindestens 1,5h warten mit trinken um die Verdauungssäfte nicht zu verdünnen. Insbesondere nicht nach dem proteinhaltigen Mittagessen dessen Verdauung gut und gerne 4-5 h lang dauert
- Vermeide kalte Getränke: sie löschen das Verdauungsfeuer. Stilles Wasser oder Quellwasser sollten mindestens Zimmertemperatur haben.

Regel 7 - Nahrungsergänzung muss hochwertig sein

Hochwertig bedeutet: Nahrungsergänzung muss natürlich, d.h. nicht chemisch oder synthetisch im Labor hergestellt sein. Künstliche Substanzen können vom Organismus oft gar nicht richtig aufgenommen werden und sind deshalb praktisch nutzlos. Hochwertige und komplexe Nahrungsergänzung wird aus rein pflanzlichen Rohstoffen wie Früchte, Keime, Kräuter aus biologischem Anbau oder Algen mit hohem Vitalstoffgehalt hergestellt. So ist eine Überdosierung im Gegensatz zu synthetischen Produkten nicht möglich. Bei den Füllstoffen der Kapseln wird auf Mais- und Speisestärke, Hefe, Zucker, Fructose, Lactose, Soja, künstliche Geschmacks- und Farbstoff sowie Konservierungsmittel verzichtet. Idealerweise ist Nahrungsergänzung vegan oder vegetarisch und frei von gentechnisch veränderten Stoffen.

Regel 8 - Entgiften über die Haut

Ein Thema dem oft zu wenig Beachtung geschenkt wird: Wir nutzen die Entgiftungsfunktion unserer Haut - neben Niere und Darm das wichtigste Ausscheidungsorgan was die Entsäuerung betrifft. Basische Bäder unterstützen und beschleunigen den Entsäuerungsprozess äußerst effektiv. Es gilt jedoch einiges zu beachten: basische Fußbäder sollten mindestens 30-45 min und Vollbäder mind. 60 min dauern da die Entsäuerung erst nach ca. 30 min einsetzt. Die Dosierung muss eingehalten werden, sonst findet die Entgiftung nicht statt. Nach dem Basenbad die Haut nicht abtrocknen, höchstens abtupfen. Nach dem Bad am besten ins Pyjama schlüpfen und ab ins Bett. Gönne Dir Ruhe nach dem Bad

Regel 9 - mit Stress richtig umgehen

Oftmals können uns schon Banalitäten im Alltag ganz schön zusetzen. Ungesund wird es, wenn der Stresspegel anhaltend hoch ist. Die Auswirkungen auf Körper, und Psyche sind vielfältig. Unter anderem beeinträchtigt Stress den Stoffwechsel und die Verdauung, die Insulinresistenz kann zunehmen und der Körper übersäuert.
Unter Stress ernähren wir uns oft ungesund und essen zu schnell. Zudem bleibt keine Zeit für unsere gesundheitsfördernde Bewegung.
Stress können wir abbauen und vermeiden. Einfach ist das nicht, es braucht eine bewusste Lebensführung und Strategien der Stressbewältigung. Dies kommt alles nicht von allein.
Es lohnt sich, regelmässige Erholungsphasen in den Alltag einzubauen und genüsslichen und entspannenden Aktivitäten genügend Raum zu geben.

Bei Stress hilft nur eins: Entspannen! Mehr dazu in Kap. "Stoffwechsel anregen - Stressregulierung" und im Download-Bereich "Entspannung und guter Schlaf": https://gesund-und-schlank.fit/antiaging-download/

Regel 10 - ohne Bewegung geht gar nichts

Der bewegte Alltag hält Dich fit. Bewegung und sportliche Aktivitäten sind unverzichtbar, der Stoffwechsel profitiert enorm, die Verdauung wird angeregt, Übergewicht reduziert, Stress wird abgebaut. Sport kann bei gesundheitlichen Beschwerden und Schmerzen erstaunliche Wunder bewirken. Vergiss nicht, dass Bewegung auch für unser Wohlbefinden gut ist. Das "Glückshormon" Dopamin wird vermehrt produziert, wir kriegen den Kopf frei, Sport entspannt und lässt uns gut schlafen. Welches Training für dich am besten geeignet ist erfährst Du im Kapitel "Anti-Aging Fitness". Das wichtigste vorab: Bewegung und Sport möglichst gut in den Alltag integrieren und, die gewählte(n) Sportart(en) sollte(n) uns Spass machen.

Die FAQ Liste:
Antworten dazu findest Du im unter folgendem Link im Download-Bereich:
https://gesund-und-schlank.fit/antiaging-download/

1. Was esse ich zum Frühstück, Mittag, Abend und zwischendurch?
2. Wie sieht die Einteilung der Lebensmittel aus?
3. Welche Säurebildner gibt es und welche sind erlaubt
4. Welche Säure-Basen Tabelle ist die richtige
5. Wie sieht ein basenreicher Tag aus?
6. Welche alternativen Lebensmittel gibt es?
7. Tipps für den Einkauf - was, wo und worauf ist besonders zu achten
8. Welche Snacks gibt es, wenn mich der Hunger plagt
9. Was esse ich auswärts?

In den nachfolgenden Kapiteln und im Kapitel "Spezialthemen" gebe ich viele nützliche Tipps und Empfehlungen die Dir beim Umsetzen helfen

1. Welche Körperpflege Dich beim Entgiften unterstützt
2. Was ist die richtige Nahrungsergänzung für jede Phase
3. Welche Bewegung, Fitnessprogramme sind empfehlenswert
4. Nahrungsmittel Süchte, Tipps zu Zuckersucht
5. Wie gehe ich mit Versuchungen um?
6. Welche weiteren Säurequellen gibt es in unserem Alltag?
7. Einfache Entspannungstechniken zum Stressabbau für den Alltag

Challenge starten

Der Massnahmenkatalog ist Dir zu lang oder zu aufwendig? Kein Problem. Ich gebe bei jedem Punkt mit Sternen an ob die Maßnahme zwingend **erforderlich *** empfohlen ** oder **optional *** ist. Ich sags mal so: wenn Du mit dem Anti-Aging Programm den maximalen Erfolg haben willst dann setze das Programm 1:1 um. Abhängig vom Alter, Deinem körperlichen Zustand oder wenn Du für Deinen Körper einfach mal wieder was Gutes tun möchtest ist auch ein reduziertes Programm ok

Detox Phase 1
Entsäuern
extrazellulär
14 - 30 Tage

Phase 1 - die step-by-step Anleitung

Die Vorbereitung - Vor der Kur ist "Saubermachen" angesagt

Eine Entgiftungs-Kur durchführen zu wollen und die Ernährungsumstellung zu starten ohne Darmreinigung wäre wie in eine in eine Wohnung einzuziehen die nicht gereinigt wurde. Deshalb ist diese Massnahme **obligatorisch*****, nachfolgend Deine Optionen:

1 - Wenn man sich entschließt nachhaltig seine Ernährung umzustellen dann empfehle ich eine wirkungsvolle Darmreinigung als Einstieg: die **Colon-Hydro Therapie** befreit den gesamten Darm schonend aber gründlich von allen Altlasten. Das **erfordert mehrere Behandlungen beim Therapeuten**, je nach Zustand des Darms

2 - Wem das zu aufwendig ist dann kannst Du **1-2 Wochen vor Beginn** mit einem schonenden aber wirkungsvollen **Kräuterelixier** beginnen um eine gründliche Leerung auf natürliche Weise einzuleiten. Auch bei dieser Methode werden alte Ablagerungen die an der Darmwand festkleben

schonend entfernt: zB **Mikrosan** aus der Apotheke oder Colon Activit (der Link zum Bestellen findest Du im Download Bereich, Nahrungsergänzung)

3 - Die Schnellreinigung für Eilige: abführen mit **Bittersalz**. Starte damit am Tag vor der Kur, in der ersten Kur-Woche alle 2 Tage, in der zweiten Kur-Woche alle 3 Tage anwenden. Vorsicht: nach den 2 Wochen unbedingt zu einer sanften Darmreinigungs-Methode wechseln. Eine zu häufige Anwendung von Abführmitteln verursacht Wasserverlust und schwemmt wertvolle Mineralstoffe aus. Alternativ eignen sich auch **Magnesiumcitrat** oder **Rizinusöl in Kapselform**

Tipp: Personen mit **starkem Übergewicht** brauchen meist eine spezielle Darmreinigung da die Verschlackung der Darmwände und die Schädigung der Darmflora meist sehr weit fortgeschritten ist. Helfen kann zB die bereits erwähnte Colon-Hydro Therapie die nur bei einen zertifizierten Therapeuten vorgenommen werden kann. Der kann Dir die beste Behandlungsmethode je nach Situation empfehlen

Tag 1 - Die pH Wert Messung ***

Wir starten mit einer **pH-Wert Messung des Urins** um festzustellen wie stark wir übersäuert sind. Die nächste Messung erfolgt dann am Ende der Phase 1 zur Erfolgskontrolle.

Der Urin-pH-Wert schwankt im Tagesverlauf natürlicherweise zwischen 5,0 und 7,5 und ist u.a. abhängig von den Mahlzeiten. Eine einmalige Messung reicht daher nicht aus. Ideal ist es, die Urin-Messungen vor und 1–2 Stunden nach jeder Mahlzeit vorzunehmen. Der Morgenurin liegt meist im sauren Bereich, da der Körper nachts verstärkt Säuren ausscheidet. Nach einer Mahlzeit gibt es beim gesunden Menschen zur Einleitung der Verdauung eine Basenflut.

Zur Bestimmung des individuellen Säure-Basen-Profils sollten über den Tag verteilt ca. sechs Messungen durchgeführt werden. Tragen Sie die Ergebnisse in eine Messtabelle ein und zeichnen Sie eine Kurve. Der weiße Bereich (siehe Abbildung) zeigt den wünschenswerten Verlauf des Urin-pH-Werts an.

Die Anleitung und die pH-Messwert-Tabelle findest Du im Downloadbereich " pH-Wert Messung - die Tabelle" https://gesund-und-schlank.fit/antiaging-download/

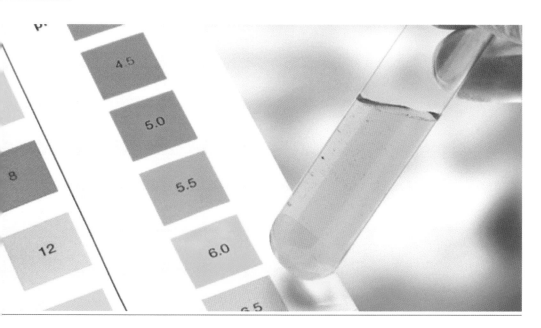

Phase 1 - Ernährungspläne ***

Die Liste mit den erlaubten Lebensmittel

Die Energielieferanten	Kartoffeln, Bananen, Butter, Öl, Sahne (vollfett), Mandeln
Die Basenlieferanten	Grüne Blattsalate, basische Gemüse, basische Früchte, Pilze, Kräuter, Gewürze, Keimlinge
Die Eiweisslieferanten (Protein)	Eier, Fisch, Geflügel, Rind, Kalb, Wild, Tofu

Was / Wann	morgen	mittag	abend
Früchte			
Süße, reife Aepfel, Birnen, Papaya, frische Feigen	x		
Bananen, Honigmelonen, Wassermelonen	x	x	
Salate			
Grüne Blattsalate, Gurkensalat, Kartoffelsalat		x	
Gemüse			
Weiss- Rot- Grün und Rosenkohl, Auberginen, Pilze, Sellerie, Kohlrabi, Chinakohl		x	
Avocado, Brokkoli, Blumenkohl, Champignons, Karotten, Zucchini		x	x
Kohlenhydrate			
Bananen Kartoffeln	x	x x	x
Protein (Eiweiss)		x	
Fleisch, Fisch, Eier Tofu, Quorn Produkte,		x x	
Öl: pflanzliche Öle bevorzugen	x	x	x
Butter, Ghee, Vollrahm (Sahne), Mandeln, Paranüsse	x	x	x

Die Einkaufsliste

Startklar? Wenn Du Dich basenreich ernähren willst ist es hilfreich ein paar Nahrungsmittel und Zutaten immer zu Hause vorrätig zu haben. So musst Du Dich beim täglichen Einkauf nur auf die Frischprodukte konzentrieren. Bevorzuge saisonale, frische und hochwertige Produkte

Vorräte:
- Pflanzenmilch: Kokos- und Mandelmilch

52

- Kaltgepresste Pflanzenöle: Kokosöl, Leinsamen, Olivenöl
- Mus: Mandelmus, Cashewmus, Kokosmus
- Erdmandelflocken fürs Müsli
- Haltbares: Kartoffeln, Avocados, Nüsse, Mandeln
- Trockenfrüchte: Datteln, Feigen (Notfall-Snack bei Verlangen nach Süßem)
- Gewürze: Zimt, Curry, Ur- oder Meersalz, Kurkuma
- Samen: Leinsamen, Chiasamen
- Bio Tomatenmark und Meerrettich aus der Tube (ohne Zusatzstoffe!)
- Sprossen: Erdmandelflocken glutenfrei, fürs basische Müsli oder Smoothies

Die Mahlzeiten und deren Zubereitung

Pro Tag gibt es 3 Hauptmahlzeiten. Zwischen den Mahlzeiten sollten jeweils 4-5h Abstand sein.

Das basische Frühstück

Ich empfehle zum Frühstück vor allem frische Früchte. Sie fördern die Verdauung, unterstützen die Entschlackung und werden selbst schnell verdaut, ohne zu belasten. Gleichzeitig schenken sie Energie und essentielle Vitalstoffe.
Die Früchte in mundgerechte Scheiben schneiden und langsam essen. Sie können auch als Smoothie oder Kompott (pürieren) zubereitet und nach Wunsch mit anderen basischen Zutaten gemischt werden, z. B. mit Erdmandelflocken, Mandelmus, Gewürzen (Vanille, Zimt, Kurkuma, Ingwer). Nachfolgend findest Du ein paar **einfache basische Frühstücksrezepte**. Weitere und auch aufwändigere basische Frühstücksideen findest Du im Downloadbereich: https://gesund-und-schlank.fit/antiaging-download/

Meine Geheimtipps:

1. **Süßes Apfelmus:** 2 grosse süsse, reife Aepfel, 2-3 Ingwerscheiben mitkochen, etwas gemahlene Mandeln darüberstreuen

2.   Bananen-Sahne Bowl: Banane in Scheibchen schneiden und dazu Mandelsahne oder Kokos-Schlagsahne. Die Rezepte für die beiden Sahne-Varianten findest Du im Rezeptteil im Download-Bereich

3. Golden Milk: Für ein Glas Goldene Milch brauchst du folgende Zutaten:
- 300 ml Mandelmilch
- ein Stück Kurkuma (ca. 2 bis 3 cm groß) oder einen EL Kurkumapulver
- ein Stück Ingwer (ca. 2 cm groß; je mehr du verwendest, desto schärfer wird das Getränk)
- 1/4 TL frisch gemahlener schwarzer Pfeffer
- 1/4 TL Zimt
- 1/2 TL Kokosöl
- eine Prise frisch gemahlene Muskatnuss
- ein paar Datteln oder 1 TL Agavendicksaft zum Süßen

Gib die Zutaten in einen Mixer und mixe alles durch, bis eine feine Konsistenz entsteht. Wenn du so viele Nährstoffe wie möglich erhalten willst und eine rohe Goldene Milch bevorzugst, ist dein Getränk jetzt fertig. Möchtest du die Milch lieber warm trinken, geht es weiter: Gib die Milch in einen Topf und koche sie kurz auf.
Lasse die Goldene Milch für zwei Minuten auf kleiner Stufe köcheln.
Nach Belieben kannst du die Kurkumamilch anschließend mit einem Milchaufschäumer aufschäumen.
Wenn der Geschmack zu ungewöhnlich für dich ist, kannst dich auch erstmal mit weniger Kurkuma und Ingwer herantasten.

Diese Frühstücksvarianten geben Energie, regen den Stoffwechsel an und verhindern Hunger was sonst bei reinen Früchte Mahlzeiten oft ein Problem ist und zu Heißhunger führt.

Das Mittagessen ist basenüberschüssig

Auch während der Entsäuerung und Entschlackung wird bei der Anti-Aging Ernährung nicht auf Protein verzichtet. Proteine (Eiweiss Speisen) machen lange satt und das ist das Ziel: das Abendessen sollte nämlich wieder leicht und rein basisch sein.
Das Mittagessen kann entweder aus einem frischen Salat oder aus einem Gemüsegericht kombiniert mit einer Eiweiß Speise bestehen, immer im

Verhältnis 80:20. Mindestens drei- bis viermal pro Woche solltest Du den Salat wählen, um Dich mit ausreichend Frisch- und Rohkost zu versorgen. Denke immer daran, den Salat langsam zu essen und gründlich zu kauen. Nur so kann er gut verdaut werden und Dich mit all seinen besonderen Vitalstoffen versorgen. Rezepte für Salatdressings findest Du unter "basische Grundrezepte"' im Download-Bereich

Das Abendessen ist basisch

Das Abendessen besteht idealerweise aus gekochtem Gemüse oder einer Gemüsesuppe. Du entscheidest, ob diese Fett oder pflanzliche Sahne enthalten darf und somit auch stärker sättigt oder ob Du darauf verzichten willst. Die Schlafqualität wird durch die Verdauung dieser leichten Speisen nicht gestört. Allerdings solltest Du nachts auch keinen Hunger bekommen. Iss Dich also an der Suppe oder dem Gemüse in jedem Fall satt. Wenn Du keine Gewichtsprobleme hast kannst Du zum Abendessen auch immer ein Kartoffelgericht wählen, mit oder ohne Gemüse

Basische Snacks für Zwischendurch
Wenns nicht anders geht und der Hunger Dich plagt dann bitte nur diese Snacks verwenden: Ein Glas Gemüsesaft, frisch gepresst und in Bio Qualität, zB Rote Bete Sellerie Drink. Auch ein paar Nüsse oder Mandeln sind super und sättigen lange. Bei Verlangen nach etwas Süßem: eine Handvoll Trockenfrüchte wie Feigen, Datteln

Rezepte
Hier gehts zu den Rezepten: https://gesund-und-schlank.fit/antiaging-download/

Phase 1 - Erlaubte Getränke ***

Achte darauf dass Du pro Tag **mindestens 1.5-2 Liter** trinkst. Genügend Flüssigkeit ist wichtig, sonst klappt es nicht mit der Entgiftung. Erlaubte Getränke:

Getränke	morgen	mittag	abend	Tipps
Quellwasser	x	x	x	nicht kalt
Stilles Mineralwasser	x	x	x	nicht kalt
Heisses gekochtes Wasser	x	x	x	Der Zaubertrank zum Entgiften: ein grosse Glas warmes/heisses Wasser das mind. 10 min gekocht wird. Kann sehr gut mit einem Spritzer Zitrone oder einem Stück Ingwer aromatisiert werden. Ideal als Morgentrunk zum Anregen der Verdauung und des Stoffwechsels. Heisses Wasser in kleinen Schlucken über den Tag verteilt trinken.Das hat eine fantastiche Wirkung betr. Entgiftung
Basische Kräutertees	x	x	x	Keine entschlackenden Tees in der Phase 1 einsetzen. Ideal sind folgende Teesorten: Zitronenmelisse, Brennnesselblätter, Zitronengras (Lemongras), Lindenblüten, Pfefferminzblätter, Löwenzahnwurzel, Verbena, Schafgarbeblüten, Ringelblume, Frauenmantelkraut. Diese Kräutertee ist basisch und besonders reich an Kalium (wichtig für den Zellstoffwechsel).Auch folgende Teesorten sind sehr emmpfehlenswert: Kamillenblüten, Fenchel, Johanniskraut, Salbei, Scharfgarbe, Holunderblüten, Lavendel, Minze und Ringelblume
Bittergurkentee (Bittermelonentee)	x	x	x	Der Stoffwechselturbo: dieser Tee wirkt entsäuernd und entgiftend , hilft bei Magenprobleme und bei Verstopfung. Durch die hohe Konzentration an Bittertoffen reduziert er das Verlangen nach Süssem. Der ideale Tee wenn man schnell abnehmen will
Grüne Smoothies	x	x		Nur basisches Gemüse verwenden, am besten in Bio Qualiät.
Grüntee, Ingwertee	x			Ideal zum Anregen des Stoffwechsels
Kaffee schwarz	x	x		Der Muntermacher, der uns jung hält ! Max. 2-3 Tassen pro Tag da er stark säurebildend ist

Hier gehts zum Download der Liste mit den Getränken: https://gesund-und-schlank.fit/antiaging-download/

Phase 1 - Nahrungsergänzung ***

In der 1. Phase geht es darum Säuren im extrazellulären Raum, d.h. ausserhalb der Zellen zu neutralisieren und auszuleiten, um so die Transportwege für die in der Phase 2 geplante intrazelluläre Entsäuerung freizuräumen. Um Säuren unschädlich zu machen braucht es jede Menge basischer Mineralstoffe. Mit der hochdosierten Nahrungsergänzung wird sichergestellt, dass für die Säureneutralisierung die Mineralstoffspeicher immer gut gefüllt sind. Nebst der Entsäuerung steht die Wiederherstellung/Optimierung der Darmgesundheit auf dem Programm. Du erinnerst Dich: nur eine gut funktionierende Verdauung garantiert, dass die Nährstoffe und die wertvollen Mineralien optimal aufgenommen werden können und Unbrauchbares schnell und problemlos ausgeschieden werden kann. Der Erfolg einer Entsäuerungskur hängt maßgeblich auch von einer guten Verdauung ab.

Wähle das Programm das zu Dir passt: intensiv vs. sanft

Das Intensivprogramm - die Rundumerneuerung
Man könnte diese Variante auch „Total Body Reset" nennen. Hier wird ein Zustand wiederhergestellt der dich in diesen 12 Wochen um viele Jahre verjüngt. Du wirst dein Leben lang davon profitieren.

Für wen empfohlen? Wenn Deine Übersäuerung mittel bis stark ist gem. Deinem Resultat der pH-Messwerte, bei Übergewicht, regelmäßigem Medikamentenkonsum, Rauchern, oder wenn deutliche Anzeichen für Verschlackung vorliegen. Ab einem Alter von 50 würde ich generell diese Variante empfehlen. Doch eins schon mal vorweg: dieser Weg erfordert auch eine gewisse Disziplin für die nächsten 8-10 Wochen. Du musst Dich genau an die Regeln halten, auch was die Empfehlung der Nahrungsergänzung anbelangt. Und ja, die Produkte kosten was, aber spare bitte nicht am falschen Ort. Deine Gesundheit sollte Dir das wert sein.

Das Sanfte Programm

Wem das Intensivprogramm zu aufwendig ist kann sich für die einfache, sanfte aber dennoch gut wirksame Entsäuerungsmethode entscheiden

Legende: **B**=alle, **I**= nur Intensiv, **O**=optional
Hier gehts zum Download der Liste der Nahrungsergänzung und meinen Produktempfehlungen: https://gesund-und-schlank.fit/antiaging-download/

Massnahme	Wofür	Womit	Produkt-Empfehlung	I/B
Entsäuerung	Basische Mineralstoffzufuhr erhoehen zur Neutralisierung von Säuren	1- Milder Basischer Tee(nicht entschlackend)	zB **Basentee** mild, mit 27 Kräuter von M.Reich, MyFairtrade	B
		2- Basischer Mineralstoffkomplex	**Sango-Meereskoralle**, Calcium, Magnesium im optimalen Verhaeltnis 2:1 + 70 weitere Mineralstoffe und Spurenelemente oder **Basencitrat** mit basische Mineralstoffe wie Kalium, Magnessium, Calcium etc kombiniert mit Citronenpulver, Vitamin D3 und K2	B
		3- Ernährung mit hochwertigen basischen Stoffen anreichern	**Basisches Aktivpulver** mit Ballaststoffen. Regt zusätzich die Verdauung an. Beides passt wunderbar zu Suppen, Fleisch, Gemuese, Salat. Zum Verfeinern von Smoothies	I
Neutralisierung	Toxine und Säuren im Darm puffern	Säuren unschädlich machen, Darmreinigung, Anregen der Verdauung	**Bentonit, Zeolith**	B
Gesunder Darm	Darmflora aufbauen und regenerieren	1 - Darmreinigung	**Colon Activit**	B
		2 - Probiotika: Versorgung mit den nuetzlichen Darmbakterien	**Combi-Flora** oder Omni-Biotic 6 oder Omni-Biotic metabolic (für diejenigen die auch abnehmen wollen)	I
		3 – Prebiotika: Nahrung fuer die guten Darmbakterien	**Inulin** Combi-Flora (von effective nature) oder **Omni-Logic Apfelpektin** (mit Praebiotika erst nach der Kur beginnen!)	I

Phase 1 - basische Bäder + basische Hautpflege

Genial einfach und äußerst wirkungsvoll: wenn wir die Haut mit basischen Bädern und basischer Körperpflege unterstützen, können wir sie zur permanenten Ausscheidung von Säuren anregen. Dadurch werden die inneren Organe entlastet, speziell die Niere. Basische Hautpflege macht die Haut gleichzeitig zart und strahlend und hilft bei Cellulite. Und: ein ausgiebiges Vollbad genießen ist wohl einer der schönsten Arten der Entspannung.

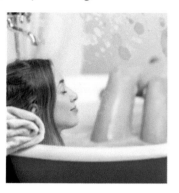 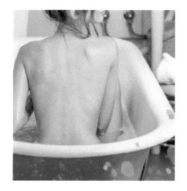 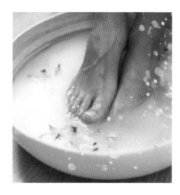

Vollbad	**Sitzbad**	**Fussbad**
Für ein Vollbad verwenden Sie 2,5 bis 3 Verschlussdeckel des Basenbads.	Auf ein Sitzbad gehen 1,5 Verschlussdeckel des basischen Badezusatzes.	Für Ihr entspannendes Fussbad benötigen Sie ungefähr eine Verschlussdeckel.

Massnahme	Wofür	Womit	Produkt-Empfehlung	I/B
Entsäuerung	Entsäuren über die Haut mit Bassenbäder, hilft bei Cellulite	**Vollbad:** 2-3x pro Woche, mind. 45min Das Basenbad ist dank dem hohen Magenesiumgehalt ein hervorragender **Streskiller**, ganz besonders am Abend vor dem zubettgehen **Fussbad:** an den anderen Tagen, 20-30 min	zB **Basenbad** mit Sango Meereskoralle und Edelsteinpulver von myFairtrade	B
	Lymphfluss anregen	Bürstenmassage: regt den Lymphfluss und die Durchblutung an. Das heizt die Säuereausscheidung zusätzlich an		O
	über Nacht entsäuern	Für Eilige: Basische Funktioswäsche zB Bein-Stuplen: 1 gehäuften TL Bassenbad Pulver in ½ l warmem Wasser auflösen. Stupen hineinlegen, anziehen.	zB AlkaWear-**Basiche Stuplen** von Jentschura. basicus.de	B
	Basenpolster durch basische Hautpflege	Verwende auch zum Duschen ein Basisches Duschgel. Besonders wirkungsvoll: Basische Hautpflege Produkte verwenden (Basenpolster)	Basische Duschgels, Bodylotions und Gesichtscreme zB von myFairtrade	O

Sport und Bewegung

Moderater Sport und Bewegung halten uns fit, bauen Stress ab, regen die Verdauung an, sorgen für eine gute Durchblutung und helfen durch die tiefere Atmung und Schweißproduktion bei der Säureausscheidung. Wichtig ist dass Du Dich ausreichend bewegst fund das regelmäßig um dem Stoffwechsel täglich neue Impulse zu geben. Übertreiben solltest du es allerdings nicht, zu hartes Training bewirkt nämlich genau das Gegenteil, es führt zur Übersäuerung.

Die richtige Atmung ist sehr wichtig, sie hilft beim Ausscheiden der Säuren über die Lunge, versorgt die Zellen mit Sauerstoff. Tief in den Bauch einatmen, tief aus dem Bauch ausatmen, immer durch die Nase. Mit der Tiefenatmung können wir unsere ganzen Körperfunktionen positiv beeinflussen, u.a Stress abbauen. Welche Sportarten sich besonders bei einer Detox-Kur eignen liest Du im Kapitel "Anti-Aging Fitness". Speziell empfehlen kann ich Dir Detox-Yoga: das sind Yoga Übungen die gezielt die Funktion der Entgiftungs- und Ausscheidungsorgane unterstützten. Auf meiner Download Page findest Du die Yoga Videos: https://gesund-und-schlank.fit/antiaging-download/

Phase 1 - Tagesablauf beim Entsäuern

Konkret könnte der Tagesablauf beim Intensivprogramm mit den oben vorgestellten Komponenten so aussehen:

- Nach dem Aufstehen ein großes Glas gekochtes Wasser (mind. 10 min) möglichst heiß trinken. Ev. mit einem Spritzer Zitrone oder einem Stück Ingwer aromatisieren. (Ingwer mitkochen)
- 30 Minuten vor dem Frühstück: 2 Kapseln **Colon Activit,** 2 Kapseln **Sango-Meereskoralle** oder 3 Kapseln **Basencitrat**
- Kurz vor dem Frühstück: 2 Kapseln **Combi-Flora** (nur das Probiotikum)
- Zum Frühstück: 1 TL **Aktivpulver** (ins Mus oder Müsli einrühren, sonst beim Mittagessen nehmen)

- 30 Minuten nach dem Frühstück: **Bentonit** (oder auch Zeolith) mit einem großen Glas Wasser nehmen. (Achtung bei Medikamenten! Mind. 2h mit der Einnahme warten)
- Bis 30 Minuten vor dem Mittagessen viel trinken: **Kräutertee**, heisses Wasser, stilles Wasser
- 30 Minuten vor dem Mittagessen: 2 Kapseln **Colon Activit**
- Kurz vor dem Mittagessen: 3 Kapseln **Basencitrat**
- Zum Mittagessen: 1 TL **Aktivpulver** (über Salat , Gemüse streuen oder zum Frühstück nehmen)
- 30 Minuten vor dem Abendessen: 2 Kapseln **Colon Activit,** 2 Kapseln **Sango-Meereskoralle** oder 3 Kapseln **Basencitrat**
- Vor dem Zubettgehen: Ein Voll- oder Fußbad

Phase 1 - Erfolgskontrolle nach 14 Tagen resp. 4 Wochen

Die pH-Wert Messung nach 14 Tagen: Wenn die Messwerte an zwei aufeinanderfolgenden Tagen im **rosa markierten Normalbereich** liegen dann hast Du das Etappenziel bereits erreicht und es geht ab in die 2. Phase. Für alle anderen heißt es so wie bisher weitermachen. Nach 4 Wochen sollten jedoch auch Deine Messwerte im Normalbereich liegen, sonst rate ich Dir einen Heilpraktiker zu Rate zu ziehen.

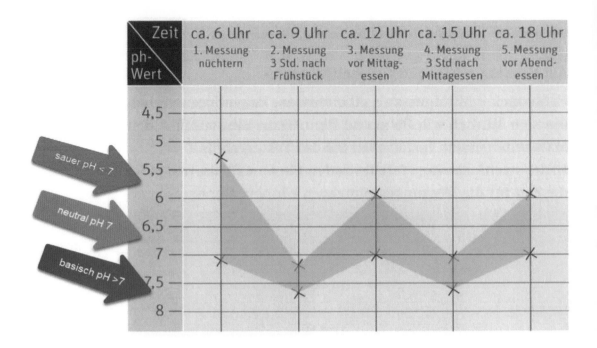

Im Downloadbereich kannst Du unter pH-Wert Messung die Tabelle herunterladen: https://gesund-und-schlank.fit/antiaging-download/

Phase 2 - step-by-step Anleitung für Woche 4-8

Cool. Die 1. Phase des Detox Programms hast Du geschafft. Eine Reihe der Übersäuerungssymptome sollten jetzt deutlich abgeklungen oder bereits ganz verschwunden sein. Jetzt geht's also den Säuren in den Zellen an den Kragen. Dazu benötigen wir die entscheidende Komponente - die **Aktivbase**. Sie ist in der Lage die Zellwand zu durchdringen und die in den Zellen deponierten Säuren zu neutralisieren und auszuleiten. Nach diesen 4 Wochen können die Zelle wieder aufatmen, d.h. sie werden wieder ausreichend mit Sauerstoff und Nährstoffen versorgt. Das ist der eigentliche **Verjüngungsprozess** des Anti-Aging Programms.
Alle Phase 1 Maßnahme werden beibehalten, ein paar Komponenten kommen neu hinzu oder ersetzen bestehende.

Achtung Erstverschlimmerung! Es kann jetzt gut sein dass die pH-Werte des Urins wieder sauer werden. Das ist ein gutes Zeichen. Es bedeutet dass die Entsäuerung der Zellen funktioniert und die gelösten Säuren in den extrazellulären Raum gelangt sind. Wenn sich dort die Säurekonzentration stark erhöht kann es dazu führen dass die Pufferkapazität und die Ausscheidungsorgane kurzfristig an die Belastungsgrenze kommen. Das kann sich durch Unwohlsein, Kopfschmerzen und Müdigkeit äußern. Hier der Notfalltipp: 2-3 x täglich Natronpulver in einem Glas Wasser lösen und trinken. Nach ein paar Tagen solltest Du Dich jedoch schon wieder besser fühlen.

Viel Erfolg!

Phase 2 - Lebensmittel

Good News beim Ernährungsplan: folgende Lebensmittel kommen hinzu

Was / Wann	morgen	mittag	abend
Früchte			
Mango, reife Ananas, Himbeeren, Erdbeeren, Weintrauben. Aprikosen, Zwetschgen, Pflaumen, Mirabellen	x		
Süße, reife Aepfel, Birnen, Papaya	x	x	
Salate			
Chicoree, Tomaten, Rettich, rote Beete		x	
Gemüse			
Spinat, Peperoni, Spargel, Sauerkraut, Portulak, Mangold		x	
Schwarzwurzeln, grüne Bohnen, alle Pilzsorten		x	x

Phase 2 - Getränke

Alles wie in Phase 1, setzt bei den Teemischungen vermehrt auf Teemischungen die Kräuter mit Bitterstoffen enthalten. Siehe Tabelle "Nahrungsergänzung"

Phase 2 - Nahrungsergänzung

Generell alles wie in Phase 1, die zusätzlichen Komponenten für die Intrazelluläre Entsäuerung und für die Zellregeneration sind grün markiert
Hier gehts zum Download der Liste der Nahrungsergänzung und meinen Produktempfehlungen: https://gesund-und-schlank.fit/antiaging-download/

Massnahme	Wofür	Womit	Produkt-Empfehlung	I/B
Entsäuerung	Jeder Köperperzelle	Basisches Aktivwasserkonzentrat	**Aktiv Basen**	B
	Bitterstoffe helfen beim Entsäuern	Bittere Gewürzmischungen oder Tees	**Pflanzliches Bitter-Basenpulver** (Sonnentor) oder **Bittergurkentee** oder **Basentee Intensiv** mit 8 Kräuter, M.Reich, myFairtrade oder Teemischung **YogiTea „Feel Pure"** mit bitteren Krätutern myFairTrade	B
	Basische Mineralstoffzufuhr erhoehen zur Neutralisierung von Säuren	2- Basischer Mineralstoffkomplex	zB **Sango-Meereskoralle**, Calcium, Magnesium im optimalen Verhaeltnis 2:1 + 70 weitere Mineralstoffe und Spurenelemente oder **Basencitrat** mit basische Mineralstoffe wie Kalium, Magnessium, Calcium etc kombiniert mit Citronenpulver, Vitamin D3 und K2	B
		3- Ernaehrung mit hochwertigen basischen Stoffen anreichern	**Basenquelle:Wurzelkraft von Jentsschurea** aus 100+ Pflanzen **Basisches Aktivpulver** (passt wunderbar zu Suppen, Fleisch, Gemuese, Salat, Smoothies, Müsli, Mus, Fruchtsäefte)	I
	Toxine und Saueren im Darm binden	Saeuren unschaedlich machen, Darmreinigung, Anregen der Verdauung	Bentonit, Zeolith	B
Binden, Ausleiten	Binden und Ausleiten der gelösten Säuren und Giftstoffe	Bei Unwohlsein infolge „Säureüberflutung"	**Chlorella** kombiniert mit Bärlauchkapseln -Granulat	O
Zellregeneration	Zellnahrung	Algen sind hervorragend und bieten eine vollkommene Versorgung der Zellen mit Eisweiss, Mineralien, Mikronaehrstoffe wie Jod, Folsäure etc und alle essentiellen Aminosaueren	**Bio Spiruina-Algen** mit hohem Eiweissgehalt oder	I
	Vitalisierung	Vitalisieren und	**Gerstengraspulver**, oder -Kapseln	I

		Naehren der Zellen		
	Schutz, Zellrgeneration	Vitamin C unterstuetzt Zellregeneration	zB Sanddorn B12-Granulat, **abends** einnehmen	O
Optimaler Zellschutz	Antioxidantien	Schutz der Zellen vor freien Radikalen	**Astaxanthin**, das staerkste Antioxidanz oder **OPC**: Eines der wirksamsten Antioxidantien. OPC hilft auhch gegen schlaffe Hau. Es kurbelt die Kollagenbildung an	I
Gesunder Darm	Darmflora aufbauen und regenerieren	1 - Darmreinigung	**Colon Activit**	B
		2 - Probiotika: Versorgung mit den nuetzlichen Darmbakterien	**Combi-Flora** oder Omni-Biotic 6 oder Omni-Biotic metabolic (für diejenigen die auch abnehmen wollen)	I
		3 – Prebiotika: Nahrung fuer die guten Darmbakterien	**Inulin** Combi-Flora (von effective nature) oder **Omni-Logic Apfelpektin** (mit Praebiotika erst nach der Kur beginnen!)	I

Phase 2 - Tagesablauf beim Entsäuern

Konkret könnte der Tagesablauf bei der Intensivkur mit den oben vorgestellten Komponenten so aussehen:

- Nach dem Aufstehen ein großes Glas gekochtes Wasser (mind. 10 min) möglichst heiß trinken. Ev. mit einem Spritzer Zitrone oder einem Stück Ingwer aromatisieren. (Ingwer mitkochen)
- 30 Minuten vor dem Frühstück: **Aktiv Basen** (Basenkonzentrat), 25 ml in 40 ml Wasser geben, 2 Kapseln **Colon Activit,** 2 Kapseln **Sango-Meereskoralle** (oder 3 Kapseln **Basencitrat**)
- Kurz vor dem Frühstück: 2 Kapseln **Combi-Flora** (nur das Probiotikum), **Bitter-Basenpulver** - 1/4 TL im Mund einwirken lassen und erst nach ein paar Minuten schlucken

- Zum Frühstück: 1 TL **Wurzelkraft** von Jentschura **(Basenquelle** ins Mus Müsli oder in den Smoothie einrühren) und 1 Kapsel **Astaxanthin**
- 30 Minuten nach dem Frühstück: **Bentonit** (oder auch Zeolith) mit einem großen Glas Wasser nehmen. (Achtung bei Medikamenten! Mind. 2h mit der Einnahme warten)
- Bis 30 Minuten vor dem Mittagessen viel trinken: **Kräutertee**, heißes Wasser oder stilles Wasser
- 30 Minuten vor dem Mittagessen: 2 Kapseln **Colon Activit**
- Kurz vor dem Mittagessen: 3 Kapseln **Basencitrat** und **Bitter-Basenpulver** - 1/4 TL im Mund einwirken lassen und erst nach ein paar Minuten schlucken
- Zum Mittagessen: 1 TL **Wurzelkraft von Jentschura (Basenquelle** über Salat , Gemüse streuen) und 5 Tabs **Spirulina** und 1 Kapsel **Astaxanthin**
- 30 Minuten vor dem Abendessen: 2 Kapseln **Colon Activit,** 2 Kapseln **Sango-Meereskoralle** oder 3 Kapseln **Basencitrat**
- Kurz vor dem Abendessen: **Bitter-Basenpulver** - 1/4 TL im Mund einwirken lassen und erst nach ein paar Minuten schlucken
- Zum Abendessen: 1 TL **Wurzelkraft** von Jentschura **(Basenquelle** über Suppe, Gemüse streuen) und 5 Tabs **Spirulina**
- Vor dem Zubettgehen: Ein Voll- oder Fußbad

Detox Phase 3
Entschlacken
30 Tage

Phase 3 - Schlackenabbau

In dieser 3. und abschließenden Phase geht es jetzt darum, die in den Geweben über lange Zeit deponierte Säureschlacken aufzulösen und auszuleiten. Ganz wichtig: Da beim Schlackenabbau die Schlacken wieder in ihre Einzelbestandteile d.h. Säuren und Giftstoffe zerlegt werden und in den Stoffwechsel gelangen, müssen zur Neutralisierung genügend Mineralstoffe zur Verfügung stehen. Werden dem Körper zu wenig basische Mineralstoffe zugeführt baut er keine Schlacken ab. Falls "Vergiftungserscheinungen" wie Kopfschmerzen, Übelkeit, Gliederschmerzen usw. auftreten, reduziere die Entschlackungs-Maßnahmen d.h. die schlackenlösenden Tees und die Basenbäder bis die Beschwerden wieder abklingen. Dann kannst Du die Kur fortsetzen.

Phase 3 - Getränke

Alles wie in Phase 2, beim Tee jedoch einen **schlackenabbauenden Tee** verwenden (siehe Tabelle Nahrungsergänzung)

Phase 3 - Nahrungsergänzung

Generell alles wie in Phase 2, jedoch **ohne Aktiv Basen.** Jetzt kommt wie oben erwähnt der **schlackenabbauende Tee** zum Einsatz (blau markiert). Besonders wichtig in dieser Phase sind Kalzium, Kalium, Magnesium und Eisen zum Neutralisieren der sauren Schlacken und pflanzliche Sekundärstoffe die viele Vitamine und andere wichtige Vitalstoffe liefern.

Massnahme	Wofür	Womit	Produkt-Empfehlung	I/B
Entschlacken	Schlacken lösen	Durch Stoffwechselanregende Heilpflanzen wie bittere Kraeutertees, basische schlackenlösende Tees	**7x7 Kraeutertee** (Jentschura) oder **Basentee von figureform** oder **Cystus-Tee, Lingh-Zhi-Pilztee** (TCM) oder **Charanta Bittergurkentee** oder **Kombucha Getränk** (Achtung! enthält Zucker) oder	**B**
Säuren Neutralisieren	Bitterstoffe wirken basisch	Bittere Gewürzmischungen oder Tees	**Pflanzliches Bitter-Basenpulver** (Sonnentor) oder **Bittergurkentee** oder Teemischung **YogiTea „Feel Pure"** mit bitteren Krätutern myFairTrade	B
	Basische Mineralstoffzufuhr erhoehen zur Neutralisierung von Säuren	2- Basischer Mineralstoffkomplex	zB **Sango-Meereskoralle**, Calcium, Magnesium im optimalen Verhaeltnis 2:1 + 70 weitere Mineralstoffe und Spurenelemente oder **Basencitrat** mit basische Mineralstoffe wie Kalium, Magnessium, Calcium etc kombiniert mit Citronenpulver, Vitamin D3 und K2	B
		3- Ernaehrung mit hochwertigen basischen Stoffen anreichern	**Basenquelle: Wurzelkraft von Jentsschurea** aus 100+ Pflanzen **Basisches Aktivpulver** (passt wunderbar zu Suppen, Fleisch, Gemuese, Salat, Smoothies, Müsli, Mus, Fruchtsäefte)	I
	Toxine und Saueren im Darm binden	Saeuren unschaedlich machen, Darmreinigung, Anregen der Verdauung	Bentonit, Zeolith	B

Fortetzung... Massnahme	Wofür	Womit	Produkt-Empfehlung	I/B
Säuren Binden, Ausleiten	Binden und Ausleiten der gelösten Säuren und Giftstoffe	Bei Unwohlsein infolge „Säureüberflutung"	Chlorella kombiniert mit Bärlauchkapseln -Granulat	O
Zellregeneration	Zellnahrung	Algen sind hervorragend und bieten eine vollkommene Versorgung der Zellen mit Eisweiss, Mineralien, Mikronaehrstoffe wie Jod, Folsäure etc und alle essentiellen Aminosaueren	**Bio Spiruina-Algen** mit hohem Eiweissgehalt oder	I
	Vitalisierung	Vitalisieren und Naehren der Zellen	Gerstengraspulver, -Kapseln	I
	Schutz, Zellrgeneration	Vitamin C unterstuetzt Zellregeneration	zB Sanddorn B12-Granulat, abends einnehmen	O
Optimaler Zellschutz	Antioxidantien	Schutz der Zellen vor freien Radikalen	Astaxanthin, das staerkste Antioxidanz, OPC	I
Gesunder Darm	Darmflora aufbauen und regenerieren	1 - Darmreinigung	**Colon Activit**	B
		2 - Probiotika: Versorgung mit den nuetzlichen Darmbakterien	**Combi-Flora** oder Omni-Biotic 6 oder Omni-Biotic metabolic (für diejenigen die auch abnehmen wollen)	

Hier gehts zum Download der Liste der Nahrungsergänzung und meinen Produktempfehlungen: https://gesund-und-schlank.fit/antiaging-download/

Phase 3 - Tagesablauf beim Entschlacken

Konkret könnte der Tagesablauf bei der Intensivkur mit den oben vorgestellten Komponenten so aussehen:

- Nach dem Aufstehen ein großes Glas gekochtes Wasser (mind. 10 min) möglichst heiß trinken. Ev. mit einem Spritzer Zitrone oder einem Stück Ingwer aromatisieren. (Ingwer mitkochen)

- 30 Minuten vor dem Frühstück: 2 Kapseln **Colon Activit,** 2 Kapseln **Sango-Meereskoralle** (oder 3 Kapseln **Basencitrat**)
- Kurz vor dem Frühstück: 2 Kapseln **Combi-Flora** (nur das Probiotikum), **Bitter-Basenpulver** - 1/4 TL im Mund einwirken lassen und erst nach ein paar Minuten schlucken
- Zum Frühstück: 1 TL **Wurzelkraft** von Jentschura **(Basenquelle** ins Mus Müsli oder in den Smoothie einrühren) und 1 Kapsel **Astaxanthin**
- 30 Minuten nach dem Frühstück: **Bentonit** (oder auch Zeolith) mit einem großen Glas Wasser nehmen. (Achtung bei Medikamenten! Mind. 2h mit der Einnahme warten)
- Bis 30 Minuten vor dem Mittagessen viel trinken: **entschlackende Kräutertees**, heißes Wasser, stilles Wasser
- 30 Minuten vor dem Mittagessen: 2 Kapseln **Colon Activit**
- Kurz vor dem Mittagessen: 3 Kapseln **Basencitrat** und **Bitter-Basenpulver** - 1/4 TL im Mund einwirken lassen und erst nach ein paar Minuten schlucken
- Zum Mittagessen: 1 TL **Wurzelkraft von Jentschura (Basenquelle** über Salat, Gemüse streuen) und 5 Tabs **Spirulina** und 1 Kapsel **Astaxanthin**
- Bis 30 Minuten vor dem Abendessen viel trinken: **entschlackende Kräutertees**, heißes Wasser oder stilles Wasser
- 30 Minuten vor dem Abendessen: 2 Kapseln **Colon Activit,** 2 Kapseln **Sango-Meereskoralle** oder 3 Kapseln **Basencitrat**
- Kurz vor dem Abendessen: **Bitter-Basenpulver** - 1/4 TL im Mund einwirken lassen und erst nach ein paar Minuten schlucken
- Zum Abendessen: 1 TL **Wurzelkraft** von Jentschura **(Basenquelle** über Suppe, Gemüse streuen) und 5 Tabs **Spirulina**
- Vor dem Zubettgehen: Ein Voll- oder Fußbad

Wie geht es weiter?

"Gesunde Ernährung bedeutet nicht, nicht mehr genießen zu dürfen.

Im Gegenteil, gesunde Ernährung soll genussreich sein"

Nach Abschluss der Kur geht es ums Erhalten dieses Zustandes. Du hast nun die Umprogrammierung auf "jung" erfolgreich abgeschlossen. Doch wie es so ist, man verzichtet nicht gerne ein Leben lang auf seine Lieblingsnachspeise, frische Brötchen zum Frühstück oder eine leckere Pizza. Doch keine Angst, Ausnahmen sind erlaubt. Du wirst lernen was es leiden mag und was nicht. Der **Trick** ist ganz simpel. Du **schlemmst am Wochenende**, unter der Woche lebst Du weiterhin gesund so wie Du es gelernt hast. Die Lebensfreude soll ja bleiben. Wenn Du in dieser Balance leben kannst dann hast Du es geschafft. Und ich verspreche Dir, es wird Dir leichtfallen.

Anti-Aging Spezialthemen

Mit der Anti-Aging Ernährung und der Body-Detox-Kur haben wir nun den Grundstein fürs Anti-Aging gelegt. Doch es gibt noch viele weitere interessante Möglichkeiten das Altern hinauszuzögern die in keinem Anti-Aging Ratgeber fehlen dürfen. Im folgenden gehe ich vertieft auf ein paar der gängigen aber auch einige der weniger bekannten Anti-Aging Themen ein womit wir den Alterungsprozess äußerst positiv beeinflussen können. Mit vielen Tipps und Anregungen, damit Du schon bald die gewünschten Resultate sehen und spüren kannst kannst: Mehr Energie & Vitalität - Straffe Haut - Makelloser Teint - Abnehmen - Gewicht halten ohne Probleme - Cellulite loswerden. Neugierig geworden?

Anti-Aging und der Stoffwechsel

Wie wichtig ein guter Stoffwechsel ist wird oft nur im Zusammenhang mit Abnehmen gesehen. Wie bereits in den vorherigen Kapiteln beschrieben ist die Bedeutung eines perfekten Stoffwechsels jedoch weit mehr: Ein gesunder Stoffwechsel ist für unser Wohlbefinden essentiell. Wollen wir Anti-Aging ganzheitlich betreiben müssen wir das Stoffwechselfeuer mit allen uns zur Verfügung stehenden Massnahmen schüren und ja nicht ausgehen lassen. Im Folgenden gebe ich Dir Tipps welche Möglichkeiten es gibt den Stoffwechsel zusätzlich zur gesunden Ernährung und regelmässiger Bewegung anzuregen. Es ist nicht eine einzelne Maßnahme die zum Erfolg führt, es ist die Summe davon und die Tatsache, dass sie regelmäßig durchgeführt werden

Die grössten Feinde unseres Stoffwechsels

Zuwenig Trinken: Wasser hilft Giftstoffe und Toxine aus dem Körper zu spülen und vermindert das Hungergefühl
Zuwenig Schlaf: nach einer Nacht mit wenig Schlaf fühlen wir uns müde, schlapp und ausgelaugt. Genauso geht es unserem Stoffwechsel.
Diäten: Viele Diäten legen den Stoffwechsel regelrecht lahm und führen deshalb zum gefürchteten Jojo-Effekt. Deshalb überlege gut ob Du es wirklich riskieren willst schnell abzunehmen wie das mit einigen Crash-

Diäten tatsächlich möglich ist jedoch nach kurzer Zeit mehr Gewicht auf die Waage zu bringen als vor der Diät. Also: lieber mit einer gesunden Ernährung wie dem Anti-Aging Ernährungskonzept langsam dafür kontinuierlich und ohne negative Folgen abnehmen

Sitzen ist Dein Feind: Bewegung und Aktivität hilft dem Stoffwechsel auf die Beine

Zuviel Stress: Stress ist ein machtvoller Dickmacher u.a. weil das Stresshormon Cortisol das Gehirn dazu bewegt Zucker aus dem Stoffwechsel abzuziehen um mehr Energie bereitzustellen (Fluchtverhalten Steinzeitmensch). Wird dieser Zucker nicht durch Bewegung verbraucht wird er als Fett eingelagert.

Zuwenig Bewegung: damit ist nicht Sport bis zum Umfallen gemeint. Sportliche Aktivitäten geben dem Stoffwechsel und unserer Verdauung den nötigen Kick. Im Kapitel "Anti-Aging Fitness" gebe ich Dir einen Überblick welche sportlichen Aktivitäten unserem Stoffwechsel besonders guttun. Da gibts für alle etwas, von jung bis alt, für Sportmuffel und Bewegungsjunkies

Ungewaschenes Obst und Gemüse: Pestizide und Giftstoffe werden so in grossen Mengen aufgenommen und überfordern den Stoffwechsel. Generell: Bio-Qualität vorziehen!

Tipps für einen Power-Stoffwechsel

1 - Stoffwechsel Booster rund ums Thema Ernährung:

Nur die richtige Ernährung kurbelt den Stoffwechsel an. Wie bereits im Kapitel "" ausführlich erläutert ist folgendes für eine optimale Stoffwechselfunktion erforderlich:

- Kohlenhydrate, Fette und Protein(Eiweiss) in der richtigen Kombination und im richtigen Mengenverhältnis zur richtigen Tageszeit
- viel Flüssigkeit, mindestens 2 Liter pro Tag
- Ausreichend Mineralstoffe, Spurenelemente und Vitamine für die Stoffwechselprozesse
- mindestens doppelt so viele "basische" wie "saure" Lebensmittel.
- Leicht verdauliche und qualitativ hochwertige Nahrung

Mit der **Anti-Aging Ernährung** liegst Du also goldrichtig. Was Du außerdem noch beachten solltest damit Dein Stoffwechsel perfekt arbeiten kann.

Regelmäßige Essenszeiten und ausreichende Esspausen

Unser Stoffwechsel arbeitet in einem gewissen Rhythmus, auch bekannt als unsere innere Organuhr. Am morgen/vormittag ist er vor allem mit der Ausscheidung beschäftigt, am Mittag arbeitet er auf Hochtouren, deshalb sollte dann unsere Hauptmahlzeit eingenommen werden. Nach 20 Uhr stellt er auf Sparflamme um was die Verdauung betrifft um sich auf die nächtlichen Reparatur- und Regenerationsarbeiten zu konzentrieren. Ab 4 Uhr morgens beginnen dann die Entgiftungsarbeiten und die Ausscheidungsphase. Der Stoffwechsel liebt Regelmäßigkeit. Auch **Esspausen** zwischen den Mahlzeiten sind sehr wichtig um die Verdauung nicht zu behindern. Abends nach 20 Uhr am besten nichts mehr essen. Wenn's doch nicht anders geht nur etwas mageres Fleisch oder Frischkäse (Proteine!)

Langsam essen:

Langsam-Esser sind die schnellsten bei der Fettverbrennung. Menschen die schnell essen zB weil sie unter Stress stehen tendieren dazu sich zu überessen. Das Sättigungsgefühl braucht eine gewisse Zeit um sich zu melden. Deshalb: langsam und in ruhiger Umgebung essen, besser nicht gleich essen wenn man gestresst ist (erst mal runterkommen), gut kauen, nicht zu grosse Portionen essen. Das sind ganz einfache aber sehr wirkungsvolle Massnahmen mit denen Du deinem Stoffwechsel echt was gutes tun kannst

Genügend **Vitamin C** zuführen über den Tag verteilt. Zitronen, Erdbeeren, Paprika, Spinat, Brokkoli sind gute Vitamin C Lieferanten. Wenn sie täglich auf dem Speiseplan stehen brauchst Du kein Vitamin C als Nahrungsergänzung. Vitamin C ist an vielen Stoffwechselvorgängen beteiligt

Säure-Basen Haushalt in Einklang bringen:

auch wenn Du das Anti-Aging Programm nicht machen willst. Das solltest Du Dir merken: die bei den Stoffwechselvorgängen entstehenden Säuren verlangsamen und belasten unseren Stoffwechsel und unsere Leistungsfähigkeit. Wir sind auch stressanfälliger. Mit einer ordentlichen Portion Gemüse/Salat oder frischen Früchten zu jeder Mahlzeit und 1.5-2 Liter stillem Wasser pro Tag bist Du schon mal auf der sicheren Seite.

Eiweiss-/Proteinreiche Lebensmittel beschleunigen den Stoffwechsel ums 15-30% für paar Stunden. Es bewirkt ein langanhaltendes Sättigungsgefühl.

Das bedeutet keinen Heißhunger, keine Lust auf Snacks und Du isst automatisch weniger. So kannst Du tagtäglich einiges an Kalorien einsparen. Mageres Fleisch oder Fisch, Sojaprodukte, Eier, Hülsenfrüchte und auch Nüsse (in Maßen) sind gute Eiweißlieferanten

Lösliche Ballaststoffe bevorzugen: Lebensmittel mit einer hoher Nährstoffdichte können unseren Stoffwechsel besonders intensiv anregen. Solche Lebensmittel verursachen weniger Belastungen bei der Verdauung durch mehr Volumen und wenig Kalorien. Sie zeichnen sich jedoch durch einen hohen Nährstoffgehalt aus, so dass wir bei geringer Kalorienaufnahme trotzdem bestens versorgt sind. Lebensmittel die außerdem einen hohen Anteil an löslichen Ballaststoffen aufweisen wirken besonders anregend auf den Stoffwechsel. Sie können grosse Mengen an Wasser binden, quellen im Magen und Darm auf, sorgen so für eine reibungslose Verdauung und machen lange satt. Beeren, Gemüse, Salat, Samen, ungesalzene Nüsse und Nussmilch gehören hier zu den Favoriten. Sehr empfehlenswert sind zB Flohsamenschalen: morgens nach dem Aufstehen einen Löffel Flohsamen(schalen) mit 2 grossen Gläsern (lau)warmen Wasser trinken. Fügt man den Flohsamen noch einen Löffel Mineralerde (Bentonit/Zeolith) hinzu erhöht man die Reinigungskraft und die Lust auf Süßes wird von Tag zu Tag weniger.

biologisches Kokosöl: Dank der Struktur der Fettmoleküle von Kokosöl wird diese Fettart nicht als Körperfett eingelagert. Sie senken sogar den Cholesterinspiegel, fördern die Aufnahme von Magnesium und Calcium (Knochenaufbau) und kurbeln den Stoffwechsel an. Verwende nur hochwertiges biologisches und kaltgepresstes Kokosöl, es eignet sich auch wunderbar zum braten und kochen

Der Cheatday: Suche Dir einen Tag in der Woche aus und iss dann nach Lust und Laune. Iss in Ruhe und mit Genuss. Dieser Cheat-Day hat die folgenden Vorteile:

- Du hast immer etwas worauf Du Dich freuen kannst
- Das Hungergefühl ist in den folgenden 3 Tagen reduziert
- Das Hormon Leptin, das Bauchfett verbrennt wird vermehrt produziert
- Der Stoffwechsel beschleunigt sich dadurch um ca. 6.5%

Spice-it-up! Gewürze unterstützen die Verdauung und regen den Stoffwechsel an. Sie sollten daher so oft wie möglich verwendet werden

- Kurkuma, der Fatburner mit Detox Effekt. Hilft beim Verdauen. Soll sogar die Entstehung von neuen Fettzellen hemmen. Wäre zu schön?
- Zimt hält den Blutzuckerspiegel konstant. Versuch mal Kaffee, Porridge, Müsli, Kürbissuppe oder Süßkartoffeln mit einer Prise Zimt zu verfeinern.
- Kreuzkümmel hilft gegen lästige Fettpolster
- Gewürznelken lassen den Bauchumfang schrumpfen
- Chili, der Kick für den Stoffwechsel. Gibt jedem Fleisch-, Gemüse Gericht und Suppen den nötigen Pepp
- Koriander, das Anti-Blähbauch Gewürz

2 - Stoffwechselposter rund ums Thema Trinken

Man kann's nicht oft genug erwähnen: stilles Wasser sollte Dein ständiger Begleiter sein. Nur mit Hilfe von reinem Wasser kann der Körper tagtäglich Umweltgifte, Stoffwechselgifte und viele andere Umweltschadstoffe die unseren Stoffwechsel stark belasten wieder ausscheiden. Hast Du gewusst dass **heißes Wasser** in kleinen Schlucken getrunken den besten Detox-Effekt hat?

Wer abnehmen will sollte ½ h vor jeder Mahlzeit ein **Glas lauwarmes Wasser** mit einem Spritzer Zitrone trinken. Das reduziert den Hunger und regt die Verdauung an. Am Morgen kann die Wirksamkeit des Trunks noch mit 1-2 Ingwerscheiben erhöht werden. Zitronensaft und Apfelessig dazugeben und eine Prise Zimt. Das pusht den Stoffwechsel! und ist ein wahres Beauty Elixier.
Rezept für 2 Portionen: 40gr Ingwer, 30gr milder Apfelessig, 40gr frisch gepresster Zitronensaft, 0,1 l Wasser, ½ TL Honig

Tee trinken: Kaffee regt bekanntlicherweise den Stoffwechsel an. Die gesündere Variante ist jedoch Oolong Tee, Grüntee oder **Ingwertee**: er regt durch die Schärfe auch unsere Verdauung und ist entzündungshemmend. Allerdings sollten Frauen die zu Hitzewallungen neigen besser auf Ingwertee verzichten. Wenn Du trotzdem Kaffee bevorzugst trink ihn immer schwarz, ungesüßt und nicht mehr als 2-3 Tassen pro Tag

3 - Stoffwechselposter rund ums Thema Nahrungsergänzung

Kurbeln **Jod**, die Aminosäure **L-Tyrosin** oder das Heilkraut **Ashwagandha** den Stoffwechsel an und helfen so beim Abnehmen? Mehr dazu und alles rund um Vitamine, Mineralstoffe, Aminosäuren erfährst Du im Kapitel "Anti-Aging Mineralstoffe, Vitamine und Co"

4 - Stoffwechselbooster rund ums Thema Darmgesundheit

Ist der Darm träge und faul ist es auch unser Stoffwechsel. Darmgesundheit ist eng mit dem Stoffwechsel verbunden. Ein gesunder Darm zeichnet sich vor allem durch eine gesunde Darmflora aus. Deshalb macht es wenig Sinn sich nur auf die Stoffwechseloptimierung zu konzentrieren und den Darm ausser acht zu lassen. Insbesondere wenn Du häufiger unter Verstopfung, Durchfall, Blähungen, saurem Aufstoßen leidest. Ein ideales Gleichgewicht der Darmbakterien vermindert die Gasproduktion (Blähungen), verbessert die Fettverbrennung, reguliert das Sättigungsgefühl und stärkt das Immunsystem

Für eine gute Verdauung sorgen: Ein gut funktionierender Stoffwechsel ist das Mass aller Dinge, setzt aber eine gute Verdauung voraus. Denn nur so können die Nährstoffe im Magen und Darm problemlos in ihre Bestandteile zerlegt und Unbrauchbares schnell und problemlos ausgeschieden werden.

Ein gesunder Darm entgiftet optimal: Eine ballaststoffreiche Ernährung wie sie die Anti-Aging Ernährung mit ihrem hohen Anteil an Gemüsen bietet ist wichtig. Ballaststoffe sind wie Schwämme, sie saugen sich mit Flüssigkeit voll und reinigen den Darm für uns. Giftstoffe werden gebunden und ausgeschieden. Gleichzeitig sorgt die Anti-Aging Ernährung dafür, dass sich im Dickdarm wieder jene nützlichen Bakterien ansiedeln können, die dort für das erforderliche saure Milieu sorgen. Denn leider ist unser Darm oftmals mit krank machenden Bakterien und Hefepilzen überwuchert. Wie wichtig eine gesunde Darmflora für unseren Stoffwechsel und unser Wohlbefinden ist wird je länger je mehr auch von der Wissenschaft bestätigt. Mehr dazu auch im Kapitel "Abnehmen"

Wie sieht die "ideale" Darmflora aus? wenn Du dich basenüberschüssig ernährst liegst Du goldrichtig, denn die Lebensmittel die wir zu uns nehmen bestimmen die Zusammensetzung unserer Darmflora. Da jedoch die

Darmflora von Mensch zu Mensch verschieden ist können auch gesunde Lebensmittel Blähungen oder Entzündungen verursachen. ZB verträgt der eine Kohl gut, beim anderen führt er zu Blähungen. Zu den wichtigsten gesunden Bakterien gehören

- **Laktobazillen und Milchsäurebakterien**: Sie helfen beim Bekämpfen von schädlichen und krankheitserregenden Darmbakterien
- **Bifidobakterien:** sie stellen viel lebenswichtige Enzyme und Vitamine her

Den Darm in seiner Funktion zusätzlich zu unterstützen macht immer Sinn, auch wenn Du keine Beschwerden hast. Du kannst dann die folgende Massnahme zB 2-3x pro Jahr als Darmreinigungskur machen:

Sanfte Darmreinigung: Mineralerde Bentonit oder Flohsamenschalen oder beides zusammen sind gute Darmputzer, lösen und binden Giftstoffe und regen den Stoffwechsel an

Glucomannan: Leider ist unser Darm oftmals mit krank machenden Bakterien und Hefepilzen überwuchert. In dem Fall kann allenfalls eine Darmsanierung mit gesunden Bakterien Abhilfe verschaffen (Pre- und Probiotika). Die Verdauung läuft dann wieder normal, Blähungen verschwinden und das Immunsystem, das einen wichtigen Sitz im Darm hat, kann wieder optimal funktionieren

5 - Stressabbau und Entspannung in ein paar Minuten

Verschaff Dir täglich Stressausgleich! Stress, Leistungsdruck, Hektik, Frust und Sorgen können uns regelrecht ausbremsen, das gilt auch für den Stoffwechsel. Besonders bei Frauen verlangsamt sich der Stoffwechsel bei Stress massiv was zu einer kontinuierlichen Gewichtszunahme führt obwohl sie sich gesund ernähren. Doch was ist das beste um den Stresspegel der tagtäglich durch Familie, Beruf, Sorgen, Aufregung, zu hohe Erwartungen in die Höhe schießt schnell runter zu bringen ohne neuen Stress zu erzeugen? Hier ein paar Tipps und Anregungen die Du in den Alltag einbauen solltest:
https://gesund-und-schlank.fit/antiaging-download/

Meine Anti-Stress Strategien

- die Kombi **Bewegung und tiefe Atmung** eignen sich sehr gut zum Stressabbau Sportarten wie Yoga, Qi-Gong oder nur schon ein schöner Spaziergang nutzen diese Kombination bekannterweise zum Entspannen in sehr effektiver Weise

- **Lerne nein zu sagen.** Wenn Du immer alles machst was andere von Dir verlangen kann das zur permanenten Überforderung und somit zu Dauerstress führen. Aus meiner Erfahrung wird ein klares "Nein" meistens respektiert. Wenn nicht musst Du Dir besser sofort überlegen ob es einer grundsätzlichen Änderung bedarf, zB ein Jobwechsel. Am Schluss dankt es Dir sowieso keiner wenn Du versuchst so zu funktionieren wie anderer es von Dir erwarten.

- **Stell nicht allzu hohe Erwartungen an Dich selbst**: Viele stressen sich selbst am meisten indem sie meinen alles muss perfekt sein. Das ist nicht nötig, normalerweise reichen auch 80% damit Deine Leistung als top beurteilt wird

- **Tief durchatmen wirkt Wunder**. Wenn's wirklich drüber und drunter geht, tiefe einatmen (4-5 sec), 4-8 sec den Atem anhalten, 5-10 sec tief in den Bauch ausatmen

- **Sport als Stressventil:** Das Stresshormon Cortisol wird schnell wieder abgebaut und Sport macht Dich generell stressresistenter. Optimal ist ein Lauf oder Power Walking an der frischen Luft auf Naturstrassen. Naturböden - vor allem Waldböden - helfen Dir dabei Dich zu "erden". Für mich gibt es nichts besseres.

- **Gemüse und Früchte fördern die Serotonin-Produktion**. Das Hormon Serotonin lässt Dich entspannen
- **Vitamin B**. Vitamin B ist das Nervenvitamin. Bei vielen Ernährungsmethoden zB vegan, vegetarisch kann es leicht zu einem Vitamin B-Mangel kommen. Denn Vitamin B ist vor allem in Fleisch enthalten.

- **Kleine Wohlfühlmomente in den Alltag einbauen**: Wenn ich aufstehe überlege ich mir meinen "Aufsteller" den ich mir gönne wenn alle unangenehmen Arbeiten erledigt sind. Ich freue mich zB auf eine kleine Shoppingtour mit meiner Freundin, ein guter Film am Abend, das Training mit meiner Fitnessgruppe, oder ein paar Seiten Lesen im neuen spannenden Buch bevor ich schlafen gehe. Auch das hilft: Denke immer an etwas Positives, wenn der Stress überhandnimmt. Positive Gedanken, gute Gefühle und Lachen senken den Stresspegel

Kennst Du Deinen Stoffwechseltyp?

Der Link findest Du im Download-Bereich: https://gesund-und-schlank.fit/antiaging-download/

Anti-Aging Mineralstoffe, Vitamine & Co

Auch nach der 3-monatigen **Anti-Aging Kur** solltest Du darauf achten von den folgenden Mineralstoffen, Vitalstoffe immer genügend durch die Ernährung zuzuführen, falls Du ganz auf Nahrungsergänzung verzichten willst

Spurenelemente und Mineralstoffe halten uns gesund, schön und leistungsfähig. Sie sind an allen Stoffwechselvorgängen beteiligt und spielen wie wir nun wissen die Hauptrolle bei der Neutralisierung von sauren Stoffwechselprodukten.
Du weisst: je größer der Säureüberschuss in der täglichen Nahrung desto höher ist der Mineralstoffbedarf

Vor allem folgende Mineralstoffe + Spurenelemente werden zur Säureneutralisierung verbraucht:

Mineralstoffe

- Kalzium hat bekanntlich verschiedene wichtige Funktionen im Stoffwechsel. Es ist am Aufbau von Knochen, Zahnsubstanz maßgeblich beteiligt. Bei einem Mangel werden Knochen brüchig (Osteoporose). Allerdings muss Calcium immer im Verhältnis 2: 1 mit Magnesium genommen werden, und Vitamin D darf nicht fehlen.

Verzichte aber auf Kalziumquellen wie Kuhmilch, das ist kontraproduktiv, weil Mich sehr säurehaltig ist und dafür wieder Kalzium zur Neutralisierung verwendet wird Die besten Kalziumquellen findest du auf

- **Kalium**: ist für den Erhalt des Säure-Basen Gleichgewichts verantwortlich, ist ein wichtiger Bestandteil der Verdauungsenzyme im Magen-Darm Trakt, wirkt entwässernd und harntreibend was Giftstoffe aus dem Körper spült. Beste Kalziumspender ist die Zitrone, Bohnen, Avocado, Spinat, Brokkoli, Grünkohl, Bananen, Rind- und Huhn. Achtung: Abführmittel sind ein großer Kaliumräuber und sollten deshalb nicht über längere Zeit eingenommen werden. Ein Mangel führt zu Muskel- und auch Herzmuskelschwäche.

- **Magnesium**: bei einem Mangel verlangsamt sich der Prozess der Energiegewinnung und der Stoffwechsel kommt ins Stocken.

- **Zink**: ist am Protein, Fett- und Kohlenhydratstoffwechsel beteiligt, stärkt die Immunabwehr und ist wichtig für den Hormonhaushalt, zB den der Schilddrüsenhormone die den Energieverbrauch des Körpers steuern. Es ist wichtig für unsere Haar, Haut und Nägel. Lebensmittel wie Fisch, Fleisch, Nüsse, Pilze sind gute Zinklieferanten, Veganer sollten supplementieren. Ein Mangel führt zu entzündlichen Darmerkrankungen, Stoffwechselstörungen, verzögerte Wundheilung, Neigung zu Infekten

- **Eisen:** gewährleiste den lebensnotwendigen Sauerstofftransport im Körper von der Lunge in die Zellen und den Muskeln. In Fleisch und grünem Blattgemüse, Pilze. Zur verbesserten Aufnahme braucht es Vitamin C. Ein Eisenmangel erkennt man oft erst spät. Dauernde Müdigkeit , Kopfschmerzen und Schwindel können Anzeichen für einen Eisenmangel sein.

- **Kupfer:** schützt vor freien Radikalen, spielt eine Rolle beim Aufbau von Bindegewebe und ist für die Hautpigmentierung verantwortlich. Es ist eng mit dem Eisenstoffwechsel verbunden und aktiviert das Eisen so dass es im Körper transportiert werden kann. Fisch, Nüsse, Fleisch und grüne Gemüsesorten. Ein Mangel hat Blutarmut,

Veränderungen und Störungen des Zentralen Nervensystems zur Folge und

- **Jod**: ist an vielen Stoffwechselvorgängen beteiligt. Der Kaloriengrundumsatz, der Kohlenhydrat Umsatz und der Fettabbau werden über die durch Jod gebildete Schilddrüsenhormone angeregt. Jod Quellen: gewisse Fischarten wie Seelachs, Scholle, Kabeljau aber auch Seegras. Wer kein Jodiertes Salz isst sollte seinen Jodspiegel regelmäßig kontrollieren lassen
- **Selen:** bei einem Mangel wird der Stoffwechsel ebenfalls träge wie beim Eisen- und Jodmangel. Selen ist ein starkes Antioxidans und Radikalfänger und schützt somit die Zellen vor Schäden durch freie Radikale. Selen ist vor allem in proteinreichen Nahrungsmitteln wie Fleisch, Fisch und Eiern vorhanden

- **Q10:** spielt eine wichtige Rolle bei der Energiegewinnung in den Zellen. Mangelt es an Q10 so fühlen wir uns schlapp und antriebslos und die Fettverbrennung steht praktisch still. Q10 hat außerdem einen positiven Effekt auf einen zu hohen Blutzuckerspiegel haben und wirkt zu hohem Blutdruck entgegen.

Vitamine

Vitamin D: wichtiger Faktor beim Fett- und Zuckerstoffwechsel, essentiell fürs Knochenwachstum, beteiligt an sämtlichen Regenerationsprozessen und bei allen Stoffwechselvorgängen beteiligt. Ein Mangel kann Autoimmunkrankheiten, Schlafstörungen chronische Müdigkeit, Gelenkschmerzen, Muskelschmerzen, Osteoporose oder Hautprobleme verursache. Bei einem Mangel ist auch unser Immunsystem ist geschwächt. Aber auch Diabetes, Herzinfarkt, Depressionen und Osteoporose können durch einen Vitamin D Mangel entstehen. Da es am Fettstoffwechsel beteiligt ist klappt es ohne genügend Vitamin D nicht mit der Gewichtsreduktion:

Wichtig für die Fettverbrennung: wenn Vitamin D und Kalzium nicht in ausreichender zur Verfügung stehen bildet der Körper vermehrt ein

Fettsäure-Enzym das dafür verantwortlich ist dass Kalorien in Fett umgewandelt und in unsere Fettdepots eingelagert werden

Da Vitamin D nur in sehr wenigen Lebensmitteln und auch nur in ganz geringen Mengen vorhanden ist, muss der Vitamin D Bedarf vor allem in den sonnenarmen Wintermonaten über Nahrungsergänzung gedeckt werden. Achte aber darauf, dass die Tagesdosis von 5,000 IU pro Tag nicht überschritten wird. Übrigens sollte Vitamin D am besten zusammen mit einigen Tropfen Öl eingenommen werden. Nur so kann es vom Körper optimal aufgenommen werden. Vitamin D3 gibt es auch in veganer Form. Vitamin D3 Zufuhr durch Nahrungsergänzung in den Sommermonaten ist nicht unbedingt nötig vorausgesetzt du hältst Dich oft draussen auf (mindestens 20 min täglich), denn das Sonnenlicht fördert die Bildung von Vitamin D.

Vitamin B12 und B-Komplex: Die B-Vitamine sind für einen guten Stoffwechsel unerlässlich. Das Vitamin B12 ist außerdem für Reparaturprozesse im Körper verantwortlich.

Aminosäuren

Essentielle Aminosäuren können nicht vom Körper selber hergestellt werden, müssen also entweder über die Nahrung oder durch Nahrungsergänzung zugeführt werden. Sie haben ganz entscheidenden Einfluss auf unseren Stoffwechsel und sind erforderlich zum Aufbau von Geweben (Knochen, Knorpel, Haut, Blutgefäße usw.

L-Tyrosin: diese Aminosäure verbessert die Stoffwechselaktivität (sie unterstützt die Schilddrüsenfunktion) und regt so die Fettverbrennung an. Auch die Haut profitiert von dieser Aminosäure, sie macht uns stressresistenter, steigert unsere Leistungsfähigkeit (auch die geistige) und wirkt stimmungsaufhellend.

L-Arginin: das Schönheits-Enzym ist auch als Stimmungsaufheller bekannt.

MSM: als essentieller Nährstoff wird Schwefel für viele Stoffwechselfunktionen benötigt, u.a. unterstützt es die Entgiftung und ist am Eiweißstoffwechsel beteiligt. Es hält unsere Gelenke gesund. So hilft es bei entzündlichen Prozessen zB bei Gelenkschmerzen. Bei einer Diät hilft es den Stoffwechsel anzuregen wenn MSM hochdosiert in Kombination mit Vitamin C und B6 eingenommen wird. Die Wirkung von MSM wird dadurch deutlich gesteigert.

Glutathione: unterstützt die Leber um Giftstoffe zu neutralisieren. ZB enthalten in veganem Whey-Protein. Whey-Protein liefert alle Aminosäuren die zur Bildung von Glutathione benötigt werden.

L-Carnitin: wichtiger Faktor der Fettverbrennung. Fehlt L-Carnitin kann es passieren dass zur Energiegewinnung bei Sport statt Fettpolster Muskelmasse abgebaut wird.

Antioxidantien

Antioxidantien sind die natürliche Wunderwaffe, die den Alterungsprozess verlangsamen, vor Krankheiten schützen können aber auch unser Hautbild positiv beeinflussen. Ihre wichtigste Funktion ist die Bekämpfung von sogenannten freien Radikalen („aggressive" Moleküle) die Zellen und Gewebe im Körper schädigen und funktionstüchtig machen. Diesen Prozess nennt man auch oxidativen Stress zB verursacht durch UV-Strahlen, Rauchen, Umweltverschmutzung usw

Antioxidantien aus der Nahrung: Vitamin C und E, Selen oder sekundäre Pflanzenstoffe, wie Beta-Carotin, OPC (Resveratrol), Flavonoide, Lycopin (in Tomaten), Zeaxanthin (Spinat, Paprika) oder Allicin (in Knoblauch). Deshalb ist es so wichtig, reichlich pflanzliche Lebensmittel in den Speiseplan einzubauen.

Superfoods

Superfoods sind Vitalstoff-Bomben. Das sind Lebensmittel die noch ursprünglich sind und eine sehr hohe Nährstoffdichte haben:

Granatapfel: Die Früchte enthalten viel Kalium, dazu Eisen, Kalzium, Magnesium, Natrium, Phosphor und Zink, und sind reich an Vitamin C, B und E. Der Granatapfel ist ein wahres Schönheitselixier und hilft die Haut straff zu halten. Die darin enthaltenen Polyphenole wirken sich positiv auf den Cholesterinspiegel aus und schützen dadurch das Herz. Er hilft auch bei Verdauungsproblemen und Entzündungen und ist sehr kalorienarm

Acai-Beere: die Blaubeere des Urwalds aus den tropischen Regenwäldern des Amazonasgebiet. Sie sind extrem reich an Vitamin A, C, B1, B2 sowie an Calcium, Kalium, Magnesium und Eisen. Aber auch unsere heimische **Heidelbeere oder Blaubeere** hat all diese Vorzüge

Sanddorn: Diese Power-Frucht hat einen viel höheren Vitamin C Gehalt als Zitronen und Orangen, enthält Beta-Carotin, mehrfach ungesättigte Fettsäuren (Omega 6) und als einzige Frucht Vitamin B6.

Ashwagandha: Hat eine stimulierende Wirkung auf die Schilddrüse. Du profitierst davon bei einer Schilddrüsenunterfunktion die für einen trägen Stoffwechsel verantwortlich ist. Im Gegensatz zu einer Hormonersatztherapie mit L-Thyroxin ist es sinnvoller die Schilddrüse durch Ernährung und Ergänzung fehlender Nährstoffe dazu zu bringen selbst wieder genügend Schilddrüsenhormone zu produzieren. Ashwagandha ist da wahrscheinlich das beste natürliche Medikament gegen Schilddrüsenunterfunktion. Als Folge davon wird der Stoffwechsel angeregt. Doch Ashwagandha hat auch noch die folgenden Vorteile:

- reduziert Cortisol. Das ist unser Stresshormon, welches aus der Nebennierenrinde ausgeschüttet wird.
- Wiederherstellung der Insulinsensitivität, d.h. es wirkt präventiv gegen Diabetes bzw. lindert die mit einem bereits vorhandenen Diabetes einhergehende Insulinresistenz
- Verbesserung und Normalisierung von Östrogen- und Progesteronspiegel, besonders wichtig in den Wechseljahren
- Stimmungsaufhellende Wirkung bei Depressionen und depressiven Verstimmungen
- fördert den Schlaf
- stärkt das Immunsystem
- steigert die körperliche Ausdauer

Ashwagandha ist gerade für Frauen in und nach den Wechseljahren sehr empfehlenswert. Eine Kombination von Ashwagandha mit Jod, L-Tyrosin, Vitamin B12, Selen, Seetang und Magnesium für eine optimale Versorgung der Schilddrüse um so einen gesunden Stoffwechsel zu erhalten oder ihn zu regulieren. Ashwagandha erhältst Du in Ayurveda Shops.

Goji-Beere: gut fürs Immunsystem. Achtung, nur sparsam verwenden zB in Müsli. Sie enthalten viel Zucker

Entzündungshemmer

Es ist erwiesen, dass entzündliche Prozesse massgeblich zur Zellalterung beitragen. Die folgenden Pflanzenstoffe wirken entzündungshemmend:

Kurkuma: enthalten im Gewürz Kurkuma und Gelbwurz. In Kombination mit schwarzem Pfeffer ist es doppelt wirksam (Rezeptidee: Kurkuma - Kürbissuppe)

Sulforaphan: enthalten im Brokkoli

Omega 3 Fettsäuren: ist ein starkes Antioxidans und ebenfalls entzündungshemmend. Enthalten in Fisch-, oder Krillöl. Ich bevorzuge Krillöl, da es vom Körper besser aufgenommen und verwertet werden kann. Omega 3 Fettsäuren bremsen sogar die Einlagerung von Fett in die Fettzellen und fördern den Abbau der Fette.

Probiotika, Prebiotika

Probiotika können helfen, den Darm zu heilen und helfen bei der Nährstoffaufnahme, während gleichzeitig Entzündungen im Darm reduziert werden. Zu den weiteren Vorteilen eines hochwertigen Probiotikums gehört:

- die Unterstützung eines stärkeren Immunsystems;
- Erhöhung der Energie aus der Produktion von Vitamin B12
- Verringerung der Pilzbelastung im Darm, z.B. Candida
- Verbesserung der Gesundheit der Haut
- Kontrolle des Appetits und Hilfe bei Gewichtsverlust

Du kannst durch regelmässigen Verzehr der folgenden probiotischen Lebensmittel für eine gesunde Darmflora sorgen: generell sind alle fermentierten Lebensmittel probiotisch. Dazu gehören Joghurt, Kefir, Buttermilch, Sauerkraut, Miso und Kimchi. probiotischer Joghurt enthält größere Mengen an Bakterien als herkömmlicher Joghurt. Achte einfach darauf, dass Du zuckerfreie Produkte kaufst.

Hormone

ein spannendes Thema, aber Sinn oder Unsinn und Empfehlungen überlasse ich den Spezialisten. Du kannst aber Deine Erfahrungen dazu gerne **als Kommentar zum Buch hinterlassen**.

L-Thyroxin: das ultimative Stoffwechselhormon? Neulich ist ein wahrer Hype um dieses Hormon entstanden. Mit der Einnahme dieses Medikaments das bei Schilddrüsenunterfunktion verschriebe wird um den Stoffwechsel zu aktivieren versuchen nun gesunde Menschen eine Schilddrüsenüberfunktion herbeizuführen. Bedenklich ...

Anti-Aging Fitness

Kein Tag ohne Bewegung!
Auch wenn Du ein ausgesprochener Fitness-Muffel bist musst Du Dich regelmässig bewegen. Der menschliche Körper und Stoffwechsel braucht täglich Bewegung um gesund und leistungsfähig zu bleiben. Es heisst ja nicht umsonst „ "wer rastet rostet". Selbst bei Schmerzen ist ein leichtes Training das allerbeste und hilft den Schmerz zu lindern. Oft verschwinden Schmerzen sogar ganz oder wenigstens hilft es dabei den Schmerz besser ertragen zu können. Und: regelmässiges Ausdauertraining bremst die Zellalterung

Tägliche Bewegung und moderater Sport hält körperlich und geistig fit und jung, ist ideal zum Stressabbau, gut für die Figur und schützt vor Stoffwechsel- und Herz-Kreislauferkrankungen. Mein Trainings-/Fitnesskonzept ist sozusagen personalisiert, dh ich empfehle ein individuelles auf den Konstitutionstyp (Body Typ) abgestimmtes Bewegungs-Training. Oder vielleicht sollte ich es besser „Wellnessprogramm" nennen.

Denn: Sport und Bewegung müssen uns Freude machen, leicht in den Alltag integrierbar sein und wir müssen uns dabei wohlfühlen. Niemand muss sich kaputt trainieren. Denn wie gesagt, Sport soll den Körper und Geist stärken und Stress abbauen und nicht zusätzlichen Stress durch Überanstrengung, Erschöpfung oder gar Verletzungen verursachen

Das Ziel: Sport treiben ohne grosse Anstrengung und Leistungsdruck. Das bringt die folgenden Vorteile

- mehr Energie
- Stressabbau
- Schmerzlinderung
- mehr Lebensfreude
- macht den Kopf frei
- Sport in der Gruppe bringt soziale Kontakte
- widerstandsfähiger gegen Krankheiten werden
- Bewegung ist das A und O wenn Du abnehmen willst
- Bringt den Stoffwechsel in Schwung
- Kurbelt die Fettverbrennung an
- Regt die Verdauung an
- Reduziert Hunger
- Zusätzliche Muskelmasse erhöht den Kalorien Grundumsatz
- Verhilft uns zu einer guten, wohldefinierten Figur
- Straffere Haut durch besser Durchblutung
- Beugt Herz-Kreislauf Krankheiten und Diabetes vor
- Ausdauersport bremst die Zellalterung

Auch wenn man seine Leistungsfähigkeit nur zu 50% ausschöpfen steigert man das Wohlbefinden massiv und erhöht so die Leistungsfähigkeit kontinuierlich und effektiv. Wichtig ist dass man regelmäßig etwas für die Fitness tut und nicht nur ab und zu und dafür mit Puls im roten Bereich. Es genügt schon ein 15-30 min Training ohne Anstrengung. Du musst lernen auf Deinen Körper zu hören. Die goldene Regel ist: Solange Du beim Training durch die Nase ein- und ausatmen kannst trainierst Du richtig.

Sobald Du durch den Mund zu atmen beginnst musst Du das Tempo oder die Intensität drosseln. Warum? Weil Du sonst übersäuerst. Und die Folgen davon kennst du ja mittlerweile. Sonst geh nochmals zurück zum Kapitel "Anti-Aging Ernährung".

Welcher Fitnesstyp bist Du? Erfahre welches Training für Dich am besten geeignet ist? Die Antwort und Trainingsvorschläge erhältst Du im „Fitness-Body Type" Quiz. Hier geht's zum Quiz: https://gesund-und-schlank.fit/antiaging-download/

Fitnesstipps für den Alltag

Bewegung sollte man so gut wie möglich in den Alltag integrieren, angefangen beim Treppensteigen anstatt den Lift zu nehmen, zum Einkaufen mit dem Rad oder zu Fuss gehen, mal eine Bushaltestelle vorher aussteigen und zu Fuss nach Hause gehen. Aber auch Putzen, Gartenarbeit oder öfters mal Bewegungspausen im Büro sind Gold wert. Es gibt so viele Möglichkeiten. Ich zeige Dir noch ein paar davon die Du vielleicht noch nicht kennst. Probier's aus!

Joggen auf dem Mini-Trampolin: ein gelenkschonendes super effizientes Training ideal für zuhause. Hilft die Ausdauer zu steigern und schnell Fett zu verbrennen. Eine Studie hat ergeben, dass Cardio Training auf dem Minitrampolin bis zu 50% effektiver ist als normales Jogging. Das Minitrampolin darf nicht eine zu weiche Federung haben, sonst klappts mit dem Joggen nicht. Schon ein 30 min Training 2-3 mal die Wochen haben einen äusserst positiven Effekt auf den Stoffwechsel, den Kreislauf und stärkt die Knochen. Ich stell mir das Mini-Trampolin ab und zu abends vors TV Gerät und trainiere dann jeweils 30-60 min.

Beim Arbeiten stehen statt sitzen: heute ist es bereits weit verbreitet,dass die Arbeitgeber höhenverstellbare Schreibtische anbieten. Nutze sie, beim Stehen schonst Du den Rücken, stärkst die Muskulatur und verbrennst zusätzliche Kalorien. Ändere die Position häufig und geh zusätzlich immer wieder ein paar Schritte, spätestens nach ½ h stehen.

Ein Stepper für zuhause: Eine weitere gute Möglichkeit Alltagstätigkeiten mit einem kurzen Training zu kombinieren: kauf Dir einen Stepper. Nutze ihn beim Telefonieren, beim Surfen im Internet, beim Nachrichten lesen auf dem Handy, beim Fernsehen und auch beim Arbeiten zB wenn Du ein Stehpult hast. Eine tolle Möglichkeit um mit diesem leichten Ausdauertraining zusätzlich Kalorien zu verbrennen, die Verdauung anzuregen, und deinen Body zu shapen.

Bewegung und Sport gegen das Alter

Sportarten mit hohem Anti-Aging Effekt ist sanftes Ausdauertraining. Achte auf eine niedrige bis mittlere Pulsfrequenz. Moderater und regelmäßiger Ausdauersport bremst den Alterungsprozess der Zellen im Gefäßsystem durch Aktivierung von bestimmten Enzymen (speziell durch Lauftraining). Dadurch erhöht sich der Schutz vor Herz-Kreislauf-Erkrankungen. Das Training führt zu einer besseren Stressresistenz von Herz und Gefäßen. Der Verschleiß ist geringer

Die besten Ausdauertrainings:
- Radfahren
- Walking / Nordic Walking
- Skilanglauf / Inline-Skaten
- Schwimmen
- Aerobic
- langsames Joggen
- Aquajogging

2-3x pro Woche solltest Du auch Krafttraining machen. Das kräftigt nicht nur Muskeln sondern auch Knochen und Sehnen und beugt Rückenschmerzen wirksam vor.

Beim Krafttraining ist der sogenannte „Afterburn Effect" am höchsten. D.h. nach dem Training, also in der Ruhephase verbrennst Du am meisten Energie. Und Du erhältst einen neu definierten, straffen Körper. Du wirkst durchtrainierter und attraktiver und der Stoffwechsel kommt so schön in Schwung. Wenn Krafttraining im Fitnesscenter an den Kraftgeräten nicht Dein Ding ist gibt es viele interessante Alternativen:

- Functional Training: beinhaltet komplexe Bewegungsabläufe, die mehrere Gelenke und Muskelgruppen gleichzeitig beanspruchen. Im Zentrum steht das Erreichen einer stabilen Rumpfmuskulatur. Es besteht überwiegend aus Übungen, bei denen man mit seinem eigenen Körpergewicht als Widerstand arbeitet.
- Pilates
- Training mit Thera Bändern (Widerstandstraining), kleinen Hanteln oder Training mit Langhanteln (Bodypump) in der Gruppe
- Yoga – super effizient und entspannend. Und Du lernst die richtige Atmung

Ein Tipp: Bau in jedem Krafttraining auch unbedingt Stabilisationsübungen ein. Auf einem Ball stehen, auf einem Bein stehen und die Augen schliessen. Das hat zB positive Wirkung bei Knie-Gelenkschmerzen.

Wenn Du mehr willst:
Dann ist es vielleicht an der Zeit, ein hochintensives Intervalltraining (HIIT) auszuprobieren. Ist aber wirklich nur für Leute geeignet die schon einen guten Trainingslevel haben, nicht für Anfänger, die überfordern sich damit. HIIT ist ein weit gefasster Begriff für bestimmte Trainingseinheiten, die kurze Perioden intensiver Bewegung im Wechsel mit Erholungsphasen beinhalten. Einer der größten Vorteile von HIIT ist, dass du in kürzester Zeit maximalen gesundheitlichen Nutzen erzielen kannst. Diese Art des intensiven Trainings verursacht zudem ebenfalls diesen „Afterburn" Stoffwechsel Effekt, der dazu führt dass dein Körper bis zu 48 Stunden nach dem Training mehr Kalorien verbrennt.

Frische Luft und Bewegung - das Power Duo

Du spürst es sofort, wenn du dich bewegst: Dein Kreislauf kommt in Schwung, die Atmung wird tiefer, die Muskeln werden warm und geschmeidig. Dein ganzes System läuft also auf Hochtouren. Effektiver kannst du gar nicht deinen Stoffwechsel anregen, denn er ist Teil dieses lebendig pulsierenden Systems. Kurz gesagt: Wenn du läufst, läuft auch dein Stoffwechsel rund. Noch mehr freut sich dein Körper, wenn du dich an der frischen Luft bewegst. Denn Sauerstoff und Tageslicht erhöhen dein gesamtes Energieniveau. Sauerstoff spielt auch eine wichtige Rolle bei der Fettverbrennung. Die Sauerstoffmoleküle haben die Aufgabe, zu den Fettmolekülen zu wandern und diese dann in Wasser und Kohlendioxid aufzuspalten. Bei einem schönen Spaziergang endlich mal wieder richtig tief durchzuatmen, hilft also effektiv beim Abnehmen! Du kannst also schon mit Entspannungsübungen, die eine tiefe Atmung fördern, deinen Stoffwechsel anregen, aber der Effekt verstärkt sich natürlich noch, wenn du Atmung und Bewegung verbindest. Denn zum richtigen Training gehört auch die richtige Atmung. Fazit: Richtig Atmen in Kombination mit einem regelmässigen sportlichen Ausdauerprogramm an der frischen Luft ist das Beste was Du für Deinen Körper tun kannst und auch eins der besten Mittel zur Stressbewältigung

Spezialthema Abnehmen

Du wirst Dich jetzt eventuell fragen ob so ein umfangreiches Kapitel zum Thema Abnehmen nötig ist. Du hast das Buch ja gekauft, weil Du Deinen Körper auf natürliche Weise verjüngen willst. Doch wie schon erwähnt ist Übergewicht einer der Hauptfaktoren die uns schneller altern lassen und uns später auch viele gesundheitliche Probleme bescheren werden. Deshalb ist es mir ein großes Anliegen all diejenigen mit Tipps und Ratschlägen zu unterstützen die es sich zum Ziel gesetzt haben den überflüssigen Pfunden den endgültigen Kampf anzusagen. Im Hinblick auf ein gesünderes, beschwerdefreies Älterwerden

Schlank werden - gewusst wie

Wer nach Beendigung des Anti-Aging Programms seinen Fokus weiterhin aufs Abnehmen setzen möchte findet hier weitere Tipps: worauf man achten muss und was Dir wirklich den größten Nutzen im Kampf gegen die überflüssigen Kilos bringt. Etwas vorweg: Abnehmen braucht Disziplin und Durchhaltewillen. Setzt Dir deshalb realistische Etappenziele und für jedes Etappenziel überlegst Du Dir eine Belohnung.

So klappts mit der Traumfigur - Stoffwechsel maximal anregen

Einfach nur den Stoffwechsel ankurbeln und dadurch automatisch abnehmen funktioniert nicht in jedem Fall. Wichtig ist es, Deinen Stoffwechsel dazu zu bekommen, vermehrt auf Deine Fettreserven zuzugreifen. Und das beeinflusst Du am wirkungsvollsten mit Deinem **Essverhalten**, der Reduktion Deines **Stresspegels** und durch **sportliche Aktivitäten**. Bei der Ernährung geht es vor allem darum diejenigen Lebensmittel zu bevorzugen die nicht ansetzen. Der Schlüssel zum Erfolg ist also nicht weniger essen, sondern die geeigneten Lebensmittel essen. Um den Energiebedarf zu erhöhen ist Sport unerlässlich. Ohne Sport dauert ein Abnehm-Prozess um ein Vielfaches länger. Außerdem sorgt Sport dafür, dass die Figur straff bleibt durch den damit verbundenen Muskelaufbau. Sonst kann das Ergebnis ein schlankerer aber dafür schlafferer Körper sein, und das wollen wir vermeiden. Außerdem baut Sport Stress ab, wobei wir zum 3. Punkt kommen. Stoffwechsel anregen bei Stress funktioniert nicht. Stressvermeidung und Stressabbau ist aber gar nicht so einfach. Stress kann man oft nicht aus dem Weg gehen. Jeder von uns muss seine Entspannungstechnik finden die für ihn passt (Yoga, autogenes Training, Muskelentspannung etc) Die einfachste und vielleicht wirkungsvollste Anti-Stress Maßnahme ist tatsächlich tief Durchatmen oder zügiges Gehen an der frischen Luft. Das kann jederzeit und überall gemacht werden. Es gibt aber auch noch ein paar Tricks wie man stressresistenter wird, erfahre mehr dazu weiter unten

Die gute Nachricht: tatsächlich gibt es aber ausser gesunde Ernährung, Sport und Stressreduktion noch andere sehr effektive Möglichkeiten die helfen den Stoffwechsel anzukurbeln die ich Dir nicht vorenthalten möchte. Die nachfolgenden Tipps sind für die Stabilisierung nach dem Abschluss der Challenge geeignet, wenn Du weiter abnehmen willst. Halte Dich bitte in den Phasen 1-3 an meinen Plan.

Das naheliegendste nicht vergessen! So wichtig ist die Darmflora beim Abnehmen

Die Darmflora von Übergewichtigen ist häufig anders zusammengesetzt als die von Normalgewichtigen und hat direkten Einfluss auf Stoffwechselerkrankungen und unser Immunsystem. Möglicherweise ist also

Deine Darmflora der **Stolperstein** auf dem Weg zum Wunschgewicht: Unsere Darmbakterien haben zahlreiche Aufgaben, unter anderem auch die Nahrungsverwertung. Unsere Darmbakterien können in zwei große Gruppen eingeteilt werden, die sogenannten Bacteroidetes und die **Firmicutes**. In einer gesunden Darmflora kommen diese beiden Gruppen in einem optimalen Verhältnis von 1:1 zueinander vor, das heißt, dass von beiden in etwa gleich viele Bakterien im Darm sind. Bei Übergewichtigen kommt es jedoch häufig vor, dass die Darmflora aus dem Gleichgewicht geraten ist und die Bakteriengruppe der Firmicutes stark überwiegt. Das Verhältnis kann dabei bis zu 2000:1 verschoben sein. Der Darm enthält dann also 2000-mal mehr Firmicutes als Bacteroidetes! Firmicutes haben die besondere Eigenschaft, dass sie für den Menschen eigentlich unverdauliche Nahrungsbestandteile - nämlich Ballaststoffe und komplexe Kohlenhydrate abbauen können. Dabei entstehen - im Gegensatz zu einem Darm mit einem optimalen Bakterienverhältnis - viele leicht verdauliche Kohlenhydrate die zusätzlich zu den gegessenen Kalorien aufgenommen werden. Diese „versteckte" Aufnahme kann locker **200 Kalorien mehr** ausmachen – und das jeden Tag! Was also musst Du tun um die Firmicutes zu reduzieren und was ist die "**Lieblingsspeise**" der **schlankmachenden Bakterien**?

Präbiotika! (Ballaststoffe). Schlechte Bakterien können diese Präbiotika nicht verwerten und daraus auch nichts Schädliches herstellen. Die guten Bakterien aber lieben Ballaststoffe und werden dadurch immer kräftiger und vor allem immer mehr. Die meisten von uns essen allerdings nicht genug Ballaststoffe – geschweige denn Präbiotika. Von den offiziell empfohlenen 30 Gramm Ballaststoffen pro Tag kommen wir im Durchschnitt gerade einmal auf die Hälfte. Das ist schade, speziell weil präbiotische Ballaststoffe sehr gut schmecken. Chicorée zum Beispiel oder Zwiebeln, Knoblauch, Spargel und Schwarzwurzeln. Interessant ist, dass nicht alle Bakterien dieselben präbiotischen Leckerbissen mögen – wie bei uns Menschen gibt es unterschiedliche Vorlieben. Bifidobakterien etwa bevorzugen resistente Stärke, andere wiederum Fructo-Oligosaccharide. Und unsere **Schlankmacherbakterien**, die Bacteroidetes? Sie lieben **Apfelpektin** – Pektin ist ein Präbiotikum, das in Apfelschalen vorkommt und aus mehreren Gründen optimal fürs Abnehmen geeignet ist. Erstens quillt Apfelpektin im Magen auf und macht schneller satt und man hat weniger keinen Hunger.

Zweitens führt das natürlich auch dazu, dass aufgrund der großen Masse die Darmpassage dank vermehrter Darmperistaltik schneller erfolgt. Damit steht die Nahrung nicht lange für die Firmicutes im Dickdarm bereit, wo sich die Dickmacherbakterien gerne die letzten Kalorien aus dem verdauten Essen herausholen und in Fettpölsterchen umwandeln. Drittens gibt es einen absolut nachhaltigen Vorteil: Steht den Bacteroidetes nämlich ausreichend Apfelpektin zur Verfügung, vermehren sie sich und siedeln sich dauerhaft in unserem Körper an.

Bitter macht schlank und satt

Bitter hat gemäss TCM (Traditionelle Chinesische Medizin) die Eigenschaften kalt, leicht und trocken. Das heißt, bittere Nahrung erhöht den Anteil des Luftelements am Stoffwechsel. Das hilft beim Abbau von Übergewicht. Des Weiteren reagieren bittere Pflanzenteile basisch und wirken im menschlichen Organismus deshalb entsäuernd und reinigend. Ich empfehle u.a. den Bittergurken Tee, weil er nicht nur eine hohe Konzentration an Bitterstoffen enthält, sondern auch zur Behandlung von Verstopfung sowie Magen- und Leberbeschwerden genutzt wird. Studien zufolge besitzt er auch eine blutzuckersenkende Wirkung. Indirekt wird nämlich die Ausschüttung von Insulin reduziert, wenn der aus der Pflanze bereitete Tee direkt nach einer Mahlzeit getrunken wird. Bitterstoffe haben die tolle Eigenschaft, dass sie das Süßverlangen reduzieren und den Stoffwechsel anregen.

Der Stoffwechsel läuft mit den Extrakten der Bittergurke quasi auf Hochtouren um Giftstoffe abzubauen. Neueste Forschungen zeigen übrigens noch ganz andere Fettkiller-Stärken der Bittergurke: Sie aktiviert die Produktion des Peptidhormons Adiponektin, das die Glukoseverwertung verbessert, die Insulinfreisetzung hemmt und den Abbau von Fett beschleunigt. Untersuchungen haben gezeigt, dass Übergewichtige, speziell jene mit dem gefährlichen Bauchfett, einen niedrigen Adiponektin-Spiegel haben. Also, unbedingt ausprobieren

Auch **bittere Kräuter** haben diese guten Eigenschaften und somit eine stark gewichtsreduzierende Wirkung.

Zum **Reduzieren** des **Verlangen nach Süßem**: **Bittertonikum** zu den Mahlzeiten einnehmen zB Amara (gelber Enzian), Andorn,

Tausendgüldenkraut, Bitterklee, Chinarinde oder die afrikanische Teufelskralle

Bitter hält jung

zB Enzianwurzel und Angelikawurzel. Die Klostermediziner brauten es für die Erhaltung eines langen, gesunden Lebens. Nichts spricht dagegen, Bitterstoffe auch im 21. Jahrhundert als **«Anti-Aging-Tonikum»** einzusetzen. Ab 50 kurweise einnehmen, um die Produktion des Magensaftes anzukurbeln, der mit fortschreitendem Alter nachlässt.

Welche Rolle spielen die Hormone bei der Fettverbrennung?

In jedem Fall spielen Hormone eine ganz zentrale Rolle. Doch welche Hormone beeinflussen das Gewicht?

- Schilddrüsenhormone (sprich: Unter- wie auch Überfunktion)
  Leptin - das Sattmacher Hormon
  Ghrelin - das Hungerhormon Ghrelin
  Cortisol - das Stresshormon
  GLP-1: Glucagon-like Peptid 1

Schilddrüsenhormone: sicher hast Du schon gehört wie wichtig eine optimale Schilddrüsenfunktion fürs Abnehmen ist. Ein Mangel an Vitaminen, Mineralien, Aminosäuren ist oft der Grund für eine Schilddrüsenunterfunktion und somit geht nichts beim Abnehmen. Auch wenn normal oder sogar wenig gegessen wirst legen solche Personen stetig an Gewicht zu. Bitte mach jetzt aber nicht den Fehler und kauf irgendwelche synthetischen Schilddrüsenhormone die es zB in der Bodybuilding Szene gibt. Lass beim Arzt ein grosses Blutbild machen, wenn bei Dir nebst ständiger Gewichtszunahme ohne ersichtlichen Grund folgende Symptome vorhanden sind: Permanente Müdigkeit, Leistungsabfall, verlangsamte Verdauung, Energielosigkeit, kalte Füße oder morgens vor dem Aufstehen eine Körpertemperatur unter 36°. Es lohnt sich das überprüfen zu lassen denn eine optimal eingestellt Schilddrüse wirkt sich generell günstig auf unsere Gesundheit aus.

Das Hormon **Leptin** wiederum reguliert u.a. unseren Appetit. Während es bei schlanken Menschen chemische Botenstoffe aussendet um mit dem Essen aufzuhören wenn der Magen zu einem gewissen Grad gefüllt ist, sind viele übergewichtige Menschen resistent gegen diese Wirkung. Beginnen jedoch Übergewichtige mit Sport, erlangt das Hormon wieder seine Fähigkeit das Körperfett zu bekämpfen.

Nahrungsmittel die den Leptin-Spiegel erhöhen:

- mageres helles Fleisch (Geflügel, Lamm)
- Spirulina Algen: enthält wertvolles pflanzliches Protein
- Gemüse: Sellerie, Kohl, Spinat, Artischocken, Brokkoli
- Kräuter: Zimt, Thymian, Ingwer, Basilikum, Rosmarin, Kümmel, Cayennepfeffer, Fenchel, Anis
- Sauerkraut: enthält auch viel Vitamin B12 und C sowie Milchsäurebakterien. Wirkt als Fatburner super und verbessern die Darmflora
- Nüsse: tägliche eine kleine Portion. Nüsse haben zudem eine anti-oxidative Wirkung, hemmen Entzündungen und lindern negative Auswirkungen von Stress
- Beeren: Himbeeren, Erdbeeren, Heidelbeeren
- Kokosmilch: der gesunde vegane Milchersatz enthält Fettsäuren die dafür sorgen, dass Dein Körper vermehrt auf Fettdepots zurückgreift
- grüner Tee und Kaffee: erhöhen den Leptinspiegel, führen aber schnell zu einem Gewöhnungseffekt
- Apfelessig: bewirkt, dass die mit der Nahrung zugeführten Kohlenhydrate nicht als Fett, sondern als Muskel-Glykogen gespeichert werden. Da Essig zusätzlich die Funktion der Bauchspeicheldrüse aktiviert werden noch mehr fettverbrennende Hormone produziert
- Eier: sie enthalten Cholin, die den Fettabbau fördern. Cholin regt die Produktion von Wachstumshormonen an die indirekt ebenfalls zur Fettverbrennung beitragen
- Zinkhaltige Lebensmittel wie Champignons, Kürbis, Bohnen

Ungünstige Lebensmittel:

- Früchte mit einem hohen Fruchtzuckergehalt. Fruchtzucker führt zu einer Leptinresistenz
- Fertigprodukte, Süßigkeiten
- Backwaren, Weißbrot, Reis
- Oele/Fette mit einem hohen Omega-6 Fettsäuren Gehalt (zB normale Pflanzenöle wie Sonnenblumenöl, Erdnussöl). Sie verstärken das Hungergefühl

Der Gegenspieler von Leptin ist das **Hungerhormon Ghrelin.** Das wiederum kann man mit folgenden 3 Maßnahmen reduzieren:

- Mindestens 7-8 h Schlafen. Während dem Schlaf wird das Sattmacher Hormon Leptin vermehrt produziert was das Hungerhormon Ghrelin senkt
- iiss regelmäßig zur gleichen Uhrzeit: Dein Körper liebt einen regelmäßigen Tagesablauf und schüttet Ghrelin aus Gewohnheit zu dem Zeitpunkt aus an dem Du normalerweise eine Hauptmahlzeit isst
- verzichte auf Zucker und Fructose (nur wenig süße Früchte essen)

Das **Stresshormon Cortisol**

Auch als **Dickmacher** Hormon bekannt**.** Je mehr Stress, desto mehr Cortisol, desto mehr Gewichtszunahme. Die Ausschüttung von Cortisol führt nicht nur dazu das wir uns gehetzt fühlen, mehr essen, zu schnell essen und zunehmen, es kann sogar noch in Ruhephasen seine Wirkung entfalten. Wir schlafen schlecht. Neuen Studien zufolge kann offenbar Vitamin D zur Senkung des Cortisolspiegels beitragen Trotzdem: wenn Dauerstress Dein täglicher Begleiter ist wird das aus meiner Erfahrung ganz schwierig mit dem Abnehmen. Dann musst Du dieses Problem wirklich ernst nehmen, denn es wird über kurz oder lang zu weiteren gesundheitlichen Problemen führen. Ein paar einfache Techniken zur Stressbewältigung findest Du unter folgendem Link: https://gesund-und-schlank.fit/antiaging-download/

Das **Schlankmacher Hormon GLP-1**

Dieses Hormon ist schon seit Jahren im Kampf gegen Fettleibigkeit im Gespräch: Es macht schnell satt. Neben der hungerunterdrückenden Wirkung verbessert es die Insulinausschüttung und Insulinsensitivität so gut, dass man es bei der Behandlung von Diabetes einsetzen möchte

Dieser unbedenkliche **Mix** erhöht die **GLP-1 Produktion** (Tagesdosis)
- Aminosäure Glutamin: 10-20 g. ein natürlicher Glutaminspender ist zB Sojaprotein
  Aminosäure Glycin: bis 10 g. Antioxidative Wirkung. Glycin ist Bestandteil des Kollagens und daher wichtig für die Hautregeneration, die Bildung

der Haare und dem Aufbau von Knorpel, insbesondere Gelenkknorpel. Besonders gut gegen Arthrose

- Glycin bildet zusammen mit Glutamin und L-Cystein das wichtige antioxidative Tripeptid Glutathion
- Whey-Protein: 1-3 Shakes à 20-25 g Protein. Proteine sind wichtig für den Aufbau von Haut, Knochen, Haaren, Muskeln, Enzymen, Hormonen, und Schutzstoffen

Fatburner Mineralstoffe & Co

Wahre Fatburner sind auch Vitalstoffe, Mineralien und Spurenelemente die das Fett in den Zellen zum Schmelzen bringen: Sie aktivieren den Fettabbau in den Fettzellen und kurbeln die Produktion von Hormonen an, die schlank, fit und sogar noch glücklich machen. Sie garantieren, dass der Körper auch beim Abnehmen mit genügend Mikronährstoffen versorgt wird. Das beugt unerwünschten Mangelerscheinungen vor.

1. **Coenzym Q10**: Oft verfügen Übergewichtige über zu wenig Coenzym Q10. Q10 wird für die Fettverbrennung in den Zellen gebraucht.

2. **Zink** (besitzt eine regulierende Wirkung auf das Appetitzentrum im Gehirn)

3. **Magnesium:** das Schlankwunder hilft beim Abnehmen, da eine optimale Fettverbrennung nur bei einer ausreichenden Versorgung mit diesem Mineralstoff gewährleistet ist. Zudem unterstützt es die Verdauung und verhindert Wassereinlagerungen im Gewebe. Mind. 400 mg pro Tag sollten es sein, gerne auch mehr bei Stress oder wenn man sich sportlich betätigt. Eine Überdosierung ist nicht möglich.

4. **L-Carnitin**: Übergewicht und eine stark fetthaltige Ernährung erhöhen den Carnitin Bedarf. Übergewicht geht normalerweise mit einem niedrigen Carnitinspiegel einher. L-Carnitin verbessert die Fähigkeit des Körpers, Fett zu verbrennen und hilft so - ergänzend zu einer kalorienarmen Diät aber nur in Verbindung mit Sport Körperfett abzubauen. Nur dann wirkungsvoll, wenn tatsächlich ein L-Carnitin

Mangel vorliegt zB bei einer vorwiegend veganen oder vegetarischen Ernährung

5. **Chrom:** Kann das Abnehmen enorm unterstützen. Es stabilisiert den Blutzuckerspiegel womit man weniger mit den von allen Abnehmwilligen gefürchteten Heisshungerattacken zu kämpfen hat. Organisches Chrom hilft auch dabei das Gefühl der inneren Leere abzubauen. Versuch es auch mal mit der Einnahme eines flüssigen Chrom Konzentrats

6. **Eisen**: Eisenmangel kann nicht nur das Abnehmen erschweren oder verunmöglichen, es kann auch eine Gewichtszunahme auslösen. Gerade Frauen vor und in den Wechseljahren und alle die sich fleischarm ernähren können betroffen sein. Wenn die körperliche Leistungsfähigkeit nachlässt oder das Abnehmen trotz Bewegung und ausgewogener Ernährung nicht klappt sollte man an einen Eisenmangel denken.

7. **Calcium**: Es verhilft nicht nur zu starken Knochen sondern aktiviert auch Hormone und Enzyme die beim Abnehmen helfen. Achtung! Da Calcium vor allem in den kalorienreichen, fetthaltigen Milchprodukten enthalten ist sollte man ev. besser auch Nahrungsergänzung zurückgreifen. Besonders empfehlenswert ist zB die Sango-Meereskoralle

8. **Jod**: Wie schon im vorherigen Kapitel erwähnt braucht unsere Schilddrüse zur Bildung von Hormonen ausreichend Jod. Bei einem Jodmangel fällt abnehmen deutlich schwerer da der Stoffwechsel langsamer arbeitet

9. **Selen**: Auch das Selen ist essentiell für eine gut funktionierende Schilddrüse

Vitamine die beim Abnehmen helfen

Diese geheimen Schlankmacher kurbeln unseren Stoffwechsel an und helfen somit beim Abnehmen. Bei unserem nächsten Einkauf legen wir deshalb Wert auf Lebensmittel die uns optimal damit versorgen. Bei einem

Mangel sollte eine Supplementierung mit entsprechender Nahrungsergänzung in Betracht gezogen werden.

Vitamin D: das Sonnenvitamin lässt Dein Bauchfett schmelzen. Vitamin D entsteht ganz natürlich, wenn wir uns der Sonne aussetzen. Dabei reicht schon ein tägliches Sonnenbad von 10-20 min. Im Herbst und Winter, wenn die Sonnentage rar werden kannst Dich mit folgenden Nahrungsmitteln gut mit D Vitamin D versorgen: fetthaltige Fische wie Thunfisch, Lachs, Kabeljau, Austern, Süßkartoffeln, Haferflocken. Wenn Du Vitamin D mit Nahrungsergänzung supplementierst denk daran es immer zusammen mit etwas Fetthaltigem einzunehmen (zB Nüsse)

Vitamin C: Auf eine ausreichende Vitamin-C-Versorgung achten viele schon automatisch. Das tut nicht nur den Abwehrkräften gut, sondern auch der Figur. Vitamin C ist an der körpereigenen Produktion von Carnitin beteiligt. Dieses wird benötigt um Fette besser abbauen zu können. Eine erhöhte Zufuhr von Vitamin C kann die Fettverbrennung signifikant erhöhen. Die besten natürlichen Vitamin C Lieferanten sind: Sanddorn, Hagebutte, schwarze Johannisbeere, Brokkoli, Meerrettich, Rosenkohl, Grünkohl, Paprika, Zitrone. Eine wahre Vitamin C Bombe ist die Acerolakirsche. Die gibt es als Pulver und eignet sich besonders gut für Smoothies oder das Frühstücksmüsli.

Vitamine der B-Gruppe
Einen besonders guten Ruf als Schlankmacher haben auch die Vitamine aus der B-Gruppe, denn die meisten von ihnen unterstützen den Körper bei der Fettverbrennung und sorgen außerdem für starke Nerven und gute Laune. Die Vitamine B2, B3 (Niacin), B5 (Pantothensäure), B7 (Biotin) und B12 steuern den Stoffwechsel und kurbeln den Abbau von Körperfett an. Das Vitamin B1 hingegen macht vor allem die Muskeln stark und powert die Verdauung von Kohlenhydraten; Vitamin B6 sorgt zusätzlich dafür, dass unser Eiweiß-Haushalt im Lot ist. Kurzum: Alle zusammen machen das Abnehmen leichter. Ein Mangel an B-Vitaminen kann unsere Gesundheit ernsthaft gefährden. U.a. sind die B-Vitamine wichtig für starke Nerven (B1), die Entgiftung (B2), gute Fett- und Cholesterinwerte (B3), Wundheilung (B5), gesundes Muskelwachstum, gute Laune und guter Schlaf (B6), schoene Haut und Haare (B7), Zellerneuerung B12
Absoluter Spitzenreiter, wenn es ums schnelle Verbrennen von Fett geht, ist Vitamin **B2**. Enthalten vor allem in: Fisch, Fleisch, Eiern aber auch in

Mandeln, Sojabohnen, Champignons, manchen Getreidesorten, Feldsalat sowie Brokkoli und Spinat.

Bitterstoffe machen schlank

Über die Vorteile der Bitterstoffe habe ich ja bereits im Kapitel "Nahrungsergänzung Phase 2+3 der Challenge" gesprochen. Sie helfen jedoch nicht nur beim Entsäuern sondern sind wahre Fatburner. Dass sie dem Körper helfen, Fett zu verbrennen liegt daran, dass das Sättigungsgefühl nach dem Verzehr von Bitterstoffen länger anhält. Sie sind auch natürliche Appetithemmer. Lebensmittel mit vielen Bitterstoffen drosseln auf natürliche Weise unseren Appetit aus. Zudem bringen Bitterstoffe die Verdauung in Schwung und regen den Fettstoffwechsel an. Leider sind sie aber auch eins, nämlich bitter und diese Geschmacksrichtung gehört nicht zu unseren bevorzugten. Doch wenns ums Abnehmen und eine gut Verdauung geht solltest Du auf keinen Fall darauf verzichten. Gut zu wissen: All die teuren Appetitzügler aus der Apotheke enthalten diese Bitterstoffe.
Für die Gallenblase sind Bitterstoffe essentiell. Wenn dem Körper nicht genügend Bitterstoffe zugeführt werden besteht die Möglichkeit dass sich Gallensteine bilden, . Die von vielen gemiedenen bitteren Stoffe regen aber nicht nur die Produktion der Gallenflüssigkeit an sondern können den Blutzuckerspiegel positiv beeinflussen. Und auch die Leber freut sich über Bitterstoffe: durch ihren blutreinigenden Effekt unterstützen sie diese beim Entgiften

Nebst den Kräutern mit vielen Bitterstoffen wie Löwenzahn, Schafgarbe, Engelwurz, Hopfen oder Wermut zählen folgende Lebensmittel zu diesen natürlichen Appetitzüglern: Grapefruits, Radicchio, Chicorée, Endivien, Rosenkohl, Artischocken, Rucola, Oliven, Löwenzahn, Ingwer, Kurkuma und auch Kaffee.

Fatkiller-Lebensmittel

Es lohnt sich die Lebensmittel zu kennen die besonders effektiv zur Fettverbrennung beitragen und den Körper im Abnehmprozess unterstützen. Was bewirkt diesen Effekt? Ganz einfach, beim Verdauungsprozess wird mehr Energie verbraucht als über diese Nahrungsmittel aufgenommen wird.

Speziell die Verdauung von eiweißhaltiger Nahrung (Proteine) benötigt mehr Energie als die von Fetten und Kohlenhydrate.

Eine Auswahl an natürlichen, fettverbrennenden Lebensmitteln

Essentielle Fettsäuren (Omega 3 Fettsäuren) können die Gewichtsabnahme unterstützen. Omega 3 Fettsäuren schützen außerdem die Arterien und können das Risiko einer Atherosklerose bzw. von Herzinfarkten senken. Die wertvolle **Linolsäure** zB sorgt für eine dicke und gesunde Darmschleimhaut. Das bietet einen großen Vorteil, da weniger Fettdepots entstehen und mehr Energie umgewandelt wird. Die nährstoffreiche Linolsäure findet sich in Leinsamen und kaltgepressten Pflanzenölen.

Avocado Auch wenn sie sehr fetthaltig sind, sie sind voll mit einfach ungesättigten Fettsäuren. Die Fettverbrennung in der Leber wird angekurbelt. Dafür ist die im Avocado enthaltene Aminosäure L-Carnitin zuständig und sollte mit einer Avocado dem Körper täglich zugeführt werden.

Lachs Ein Anheizer bei der Fettverbrennung und ein Wunder an essentiellen Omega-3-Fettsäuren, mit jeder Menge wertvollem Eiweiß versehen. Fisch gehört somit jede Woche auf den Tisch.

Thunfisch Er liefert uns wichtige Vitamine und kurbelt den Stoffwechsel an

Mandeln und Walnüsse Wertvolle Fette sorgen für einen konstanten Fettstoffwechsel. Bereits eine Handvoll am Tag versorgt unseren Körper mit vielen wichtigen Nährstoffen

Ingwer: Das enthaltene Capsaicin eignet sich dabei hervorragend zum Fettabbau. So wird die Gallenproduktion angekurbelt, die Fettverdauung erleichtert und die Fettverbrennung aktiviert. Er wirkt auch appetithemmend und beschleunigt die Regenerationsphasen, wichtig für alle, die Sport treiben.

Apfelessig Er ist überaus gesund und durch seine wertvollen Inhaltsstoffe trägt er zur Fettverbrennung bei. Er löst ein frühzeitiges Sättigungsgefühl aus. Da er basisch wirkt kann er beim Entgiften wie auch beim Entschlacken helfen. Nicht zu vergessen sind seine antibakteriellen und desinfizierenden Eigenschaften. Ob Fettverbrennung oder Hautkrankheiten, der Apfelessig ist ein Allrounder. Der Körper wird zudem mit Kalzium, Kalium und wichtigen Mineralien versorgt. Ich empfehle ihn fürs Salatdressing statt Weinessig (Balsamico). Er kann auch vor jeder Mahlzeit eingenommen werden: 2 Esslöffel Apfelessig in einem Glas Wasser verrühren, schluckweise trinken. Die mit der Mahlzeit aufgenommenen Fette werden von den Inhaltsstoffen des Apfelessigs vollständig verwertet. So kann sich Fett nicht mehr ansetzen. Er ist auch gut für unsere Verdauung und fördert eine gesunde Darmflora

Brokkoli ist lecker und gesund und eine Wunderwaffe, wenn es um das schädliche Bauchfett geht.

Spargel ist lecker, gesund und kalorienarm. Das Wasser wird durch die Folsäure wie auch Pflanzenfasern vermehrt ausgeschieden. Somit hilft der Spargel effektiv beim Abnehmen.

Knoblauch Auch wenn er nicht jedermanns Sache ist, der frische Knoblauch kann dem Körper helfen, Fett zu verbrennen, und ist eines der wertvollsten Lebensmittel schlechthin.

Frische Feigen weisen einen hohen Anteil an Ballaststoffen auf und sättigen ungemein. Kalorien werden vom Körper ausgeschieden, ohne sie aufzunehmen.

Grapefruits strotzen nur so vor Vitamin C und gelten als die absoluten Fettverbrenner. Ihre leicht verdaulichen Fasern eignen sich daher optimal. Auch Orangen sind sehr wirkungsvoll.

Beeren Ihre hervorragenden Eigenschaften bieten die Quellstoffe, die lange sättigen und den Magen demzufolge lange füllen. Weiterhin sind sie kleine, bunte und leckere Vitaminbomben und aktivieren ganz nebenbei unser Immunsystem.

Haferflocken Sie sättigen schnell und das bereits in kleinen Mengen. Ob zart oder kernig, ist dabei nicht entscheidend. Sie sind reich an Eisen, Ballaststoffen wie auch an Vitaminen. Ihr täglicher Verzehr ist daher zB in Müsliform ratsam.

Brauner Reis In ungeschälter Form beugt er Blutzuckerschwankungen vor, ist reich an Ballaststoffen und kurbelt demzufolge die Verdauung an.

Chili Sie bilden durch ihre scharfen Stoffe wertvolle Enzyme. Die Fettverbrennung wird in Gang gesetzt, Magen und Darm positiv aktiviert.

Griechischer Joghurt und Kefir Eine gute Abnehmhilfe, die mit wertvollen Probiotika die Darmflora wie auch Darmfunktion optimal unterstützt. Er ist ein guter Eiweiß- und Calcium Lieferant. Perfekt mit Beeren und Früchten zu genießen

Honig In dem außergewöhnlichen Naturprodukt steckt alles, was das Herz und die Gesundheit begehren. Die wertvollen Inhaltsstoffe sorgen für eine niedrige Insulinausschüttung und beeinflussen den Blutzuckerspiegel dadurch positiv. Enzyme wie auch Vitamine halten über viele Stunden statt und haben einen positiven Effekt auf die Fettverbrennung. Honig sollte aber trotz allem nur sehr sparsam als Süssmittel zB für Getränke etc. verwendet werden, denn er besteht aus 100% Zucker.

Power Smoothie zum Abnehmen:

Dieser **Wildkräuter Smoothie** morgens und auch tagsüber genossen sorgt für eine langanhaltende Sättigung und weniger Appetit: Wildkräuter wie Giersch, Brennnessel, Löwenzahn, Spitzwegerich mit süssen Früchten mixen. Dazu 2 EL bioaktive Mikromineralien verwenden

Die besten Sportarten für die Fettverbrennung

Jede Art der Bewegung verbrennt Fett. Für Abwechslung sorgen: Training soll nicht zur Routine werden. So wird erstens der Gewöhnungseffekt verhindert aber vor allem sorgt Abwechslung dafür dass Du motiviert bleibst und regelmäßig trainierst.

Hier die Fettverbrennungs-Favoriten unter den Sportarten:

Joggen: Einer der besten Fatburner. Der Körper lernt die Energiereserve "Fett" besser zu verbrennen. Demzufolge wird der Fettstoffwechsel vermehrt angeregt. Gerade Menschen mit Übergewicht deren Fettpolster gegen andere Sportarten resistent sind können mit Joggen wirklich großartige Abnehmerfolge erzielen. Fahranfänger starten mit 20 minuten bei Puls von 60-70% der maximalen Herzfrequenz. Mit diesem Puls befindet man sich im optimalen Fettverbrennungsbereich. Joggen sollte man wann immer es geht draussen, optimalerweise auf Naturstrassen oder Waldwegen und nicht im Fitnessstudio auf dem Laufband. Immer mehr Diätexperten und Fitnesstrainer erachten vor allem den Sport an der frischen Luft als besonders effektiv für den Fettabbau. Denn der menschliche Stoffwechsel benötigt für das Umwandeln von Fett in Energie eine ausreichende Menge an Sauerstoff. Auch das tiefe Einatmen ist beim Sport daher von wesentlicher Bedeutung, denn nur mithilfe tiefer Atemzüge wird der Körper mit einer idealen Menge an Sauerstoff versorgt. Die Kombination aus einer gezielten Ernährung, regelmäßigem Sport und der optimalen Sauerstoffzufuhr erweist sich tatsächlich als idealer Weg für die schnelle und effektive Gewichtsreduzierung!

Krafttraining: Der Körperfettanteil kann durch ein regelmässiges Krafttraining dauerhaft gesenkt werden. Auch Im Ruhezustand werden durch die größere Muskelmasse die Fettspeicher geleert. jedes Kilogramm Muskelmasse verbrennt ca. 20kCal zusätzlich am Tag. Ein weiterer Vorteil: man kann gezielt die Problemzonen, zB den Bauch trainieren. Generell wird jeder Bereich der gezielt trainiert wird Dir zu einer attraktiven, wohlgeformten Figur verhelfen. Auch für ältere Menschen ist Krafttraining unerlässlich, denn dem altersbedingten Muskelabbau muss aktiv entgegengewirkt werden

EMS (Elektrostimulationstraining). Die neue Generation um Fettpolster zu killen? Die "Bauch-weg/Methode" ohne zu trainieren? Ich habe bisher von meinen Kundinnen viel positives gehört allerdings nur wenn man dieses Training in einem EMS Studio mit dem Profi-Equipment durchführen lässt. Die Geräte für den Hausgebrauch kommen nicht an deren Wirkung heran. Bei einem professionellen Training wird man in einen hautengen Anzug gesteckt der mit vielen Elektroden bestückt ist. Die Elektroden werden ans

Gerät angeschlossen und während 20 min wird die Muskulatur durch elektrische Impulse aktiviert. Dabei können durch unterschiedliche Stromstärken Problemzonen gezielt behandelt werden. Noch effektiver wird es wenn man sich dabei bewegt (Laufband, Crosstrainer etc.). Sicher ein Versuch wert vor allem für alle Fitnessmuffel um einen Abnehmerfolg zu erzielen. Auch ideal zur Gewebestraffung. Es braucht aber einige Trainings damit es etwas bringt und die sind nicht ganz billig (ab 50 EUR/Training).

Geheimtipp Schwimmen: Schwimm Deinem Traumgewicht entgegen! Schwimmen ist für jede Altersklasse optimal da es alle Muskeln beansprucht und die Gelenke nicht belastet. Der Vorteil: bei einer Wassertemperatur von 26 bis 28 Grad muss der Körper zusätzlich Energie in Form von Fett mobilisieren um die Körpertemperatur von 36 Grad aufrecht zu erhalten. Das bedeutet, auch wenn Du langsam schwimmst kannst Du ohne grosse Anstrengung Fett verbrennen. Wer Schwimmen nicht mag kann es mit **Aquajogging oder Aqua Fitness** versuchen, das hat denselben Effekt.

Welche Sportart zu welchen Tageszeiten
Optimalerweise sollte die Ausdauersport Einheit am morgen stattfinden zur Erhöhung es Aktivitätslevels. Wenn's geht sogar mit nüchternem Magen, das ist dann nochmals viel effektiver. Am Abend dann noch eine kleine Kraftsport Einheit. Das geht auch sehr gut zuhause vor dem Fernseher mit einem Theraband etc oder einem kurzen Functional Training (Krafttraining mit seinem eigenen Körpergewicht. Bei allen Übungen (Crunches, Planks, Liegestützen, Ausfallschritt etc). werden immer gleichzeitig mehrere Muskelgruppen beansprucht was dieses Training so äußerst effektiv macht

Fettverbrennung im Schlaf

Ein Traum? Nein, es funktioniert. Das Erfolgsrezept ist Eiweiß (Protein), damit nimmt man über Nacht tatsächlich ab. In seiner Funktion heizt es dem Stoffwechsel ein und die Fettverbrennung findet im Schlaf statt. Was nicht heißt, dass dieser Prozess allein schlank macht, er dient nur als Unterstützung. Ein wenig Fett wird demzufolge Nacht für Nacht verbrannt. Das haben wir dem Stoffwechsel im Schlaf zu verdanken. Das

Wachstumshormon nimmt sich verschiedener Reparaturprozesse an um Gewebe und Zellen zu reparieren. Das wiederum benötigt Energie. Diese holt sich der Körper aus den Fettreserven. Was wirkt am besten? Unterstützt wird der Abnehmeffekt im Schlaf durch eine spezielle Ernährungs- und Bewegungsstrategie.

Wie und warum funktioniert das?

Unser Organismus unterliegt einem tageszeitlichen Rhythmus, den man ausnutzt, um die Fettverbrennung gerade in den Nachtstunden zu aktivieren. Dabei spielt das Hormon Insulin eine wichtige Rolle. Es vermindert oder blockiert die Fettverbrennung sobald es ausgeschüttet wird. Denn es ist in erster Linie für den Transport von Zucker in die Zellen verantwortlich. Und noch schlimmer, wenn der Insulinspiegel im Blut zu hoch ist werden alle Nährstoffe die sich noch im Blut befinden nicht mehr den Zellen als Nährstoffe zugeführt, sondern direkt im Fettgewebe "entsorgt". Das kann man verhindern indem man seine Mahlzeiten entweder kohlenhydratreich oder eiweißhaltig zusammenstellt. Eine Vermischung beider Nährstoffbestandteile regt die Insulinproduktion extrem an. Die Folge davon ist die "Fütterung" der Fettzellen

Das Abendessen sollte daher auf keinen Fall Kohlenhydrate enthalten. Ein hoher Insulinspiegel verhindert die Fettverbrennung. So sollten vor allem Fisch, Geflügel, Fleisch, Frischkäse und Gemüse auf dem Teller landen. Ebenfalls sollte auf viel Salz verzichtet werden.

Das "Abnehmen-im-Schlaf" Geheimnis

morgens Früchte und Kohlenhydrate, mittags satt essen mit leichter Mischkost, abends Rezepte mit Protein und Gemüse. Das Ganze in Kombination mit fettstoffwechselbetonten Alltagsaktivitäten und einem kleinen Kraft-Workout oder einem Ausdauertraining. Mit diesem Konzept - optimal in Kombination mit der basenüberschüssigen Anti-Aging Ernährung - kannst Du fast ohne Einschränkungen dauerhaft abnehmen. Natürlich auch für Normalgewichtige empfehlenswert die einfach nur ihr Gewicht halten wollen.

Eine Darmreinigung hilft immer beim Abnehmen

Den Darm zu reinigen sollte beim Abnehmen stets in Betracht gezogen werden. Eine sanfte Darmreinigung mit Flohsamenschalen morgens mit viel Flüssigkeit eingenommen sind gute Darmputzer. Sie können bedenkenlos täglich angewendet werden und sind eine wirksame Hilfe gegen Verstopfung. Auch die Mineralerde Bentonit ist sehr empfehlenswert. So bindet die Mineralerde Schad- und Giftstoffe, die Darmschleimhaut bleibt unversehrt. Bentonit beeinflusst auch die Darmflora positiv, so dass diese ihre Aktivitäten steigern und den Darm besser schützen kann. Die Folge ist, dass der Darm nun seine wirkliche Aufgabe, nämlich die Verwertung der Nahrung und so die optimale Nähr- und Vitalstoffe Aufnahme sehr viel besser erledigen kann. Bentonit trägt also nicht nur zur Darmgesundheit bei, sondern verbessert die Gesundheit des ganzen Körpers.

Schlankmacher - Fettverbrennung durch Tabletten?

Ist eigentlich nicht mein Thema doch all denen die sich mit hartnäckigem Übergewicht herumplagen möchte ich hiermit eine kleine Hilfestellung geben. Wenn man sich für die Abnehmhilfen aus den Pharmalabor entscheidet soll wenigstens kein gesundheitliches Risiko eingegangen werden.

Es gibt auf dem Abnehmmarkt viele Produkte die beim Abnehmen helfen sollen, Fatburner, Fatblocker, Appetitzügler, Kohlenhydratblocker, Ballaststofftabletten etc.

Was ist sinnvoll?
bei vielen Präparaten aus der Gruppe der **Fatburner** ist echt Vorsicht geboten, die Inhaltsstoffe sind zum Teil bedenklich betreffend ihrer Nebenwirkungen und können unsere Gesundheit gefährden. So sind zB für Personen mit Bluthochdruck gewisse Präparate die den Stoffwechsel anregen nicht unbedenklich. Deshalb: Achte bei all diesen Abnehmhilfen auf folgendes: Sie sollten nur rein pflanzliche Inhaltsstoffe, d.h. Präparate ohne Chemie und künstliche Zusatzstoffe enthalten. Nicht aus dubiosen Quellen im Internet besorgen, besser sich in der Apotheke beraten lassen.

Die folgenden Abnehmhilfen kann ich empfehlen:

Appetitzügler: Garcinia Cambogia bremst den Hunger und führt relativ schnell ein Sättigungsgefühl herbei. Es kurbelt den Stoffwechsel an und die damit verbundene Fettverbrennung. Ein weiterer Vorteil: es hat auch bei längerer Anwendung keinen Gewöhnungseffekt

Fatblocker: Die Substanzen in Fatblocker sind in der Lage das mit der Nahrung aufgenommene Fett zu einem gewissen Teil zu binden so das es unverdaut ausgeschieden werden kann. Auch hier gilt, nur Fatblocker ohne chemische Zusatzstoffe anwenden. Chitosan zB wird aus der Schale von Meerestieren gewonnen

Magenfüller: Solche Präparate enthalten wasserlösliche pflanzliche Ballaststoffe die im Magen aufquellen. Das Sättigungsgefühl kommt früher und hält länger an. Auch die Verdauung profitiert davon weil das Stuhlvolumen erhöht wird. Die Nahrung passiert den Darm einiges schneller. Aber Achtung: Zusammen mit der Einnahme vor den Mahlzeiten muss immer ausreichend Wasser getrunken werden um Verstopfung zu vermeiden. Unbedenklich: Präparate aus Flohsamenschalen oder aus der Konjak Wurzel (Glucomannan). Die darin enthaltenen Ballaststoffe quellen im Magen bis zum Hundertfachen auf.

Stoffwechsel Booster aus der Alternativmedizin: HCG Globuli. Sie helfen beim Abnehmen indem Sie als Aktivator den Fettstoffwechsel anregen. Sie haben aber auch noch folgende Vorteile und das ganz ohne Nebenwirkungen:

Verhindern ein Absacken des Blutzuckerspiegels.
- Verhindern Heißhungerattacken
- Bewirken eine Appetitzügelung
- Sorgen für eine Stimmungsaufhellung. Es kommt nicht zu depressiven Verstimmungen und Abgeschlagenheit.
  Die Elastizität der Haut wird unterstützt. Erschlafftem Gewebe und Cellulite wird so vorgebeugt.

Einnahmeempfehlung: in Globuli Form, C30 (Potenz). C30 bedeutet, dass das ursprüngliche Schwangerschaftshormon HCG $1:10^{60}$-fach verdünnt ist! Somit wirkt nur noch die Information, nicht der Inhaltsstoff selbst. Deshalb ist die Einnahme* nebenwirkungsfrei. Einnahme: 3x täglich, 10 Globuli, ca. ½ h vor dem Essen, ohne Wasser, im Mund zergehen lassen. Danach 15 min nichts trinken

*Beim Kauf auf qualitativ hochwertige Produkte achten.

Die besten Anti-Aging Tipps

zum Schluss kommen wir nun wie versprochen zu den Massnahmen mit denen Du zusätzlich noch etwas gegen den Alterungsprozess unternehmen kannst.

Anti-Aging mit Super Food

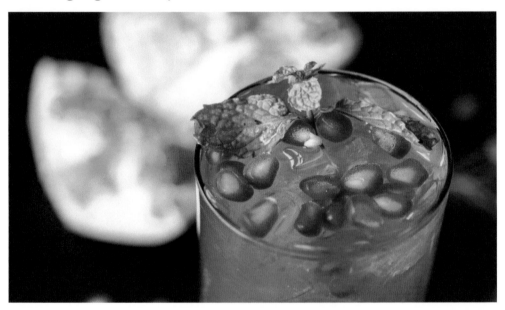

Der Begriff „Superfood" ist zu einem Modewort geworden. Unter diesem Begriff verstehen wir Lebensmittel, die über eine besonders hohe Nährstoffdichte verfügen. Sie enthalten viele Vitamine, Mineralstoffe, Spurenelemente oder sekun-däre Pflanzenwirkstoffe.

Superfood - gesund und verjüngend
Superfood macht demnach nicht nur gesund, sondern soll auch den Alterungsprozess in Schach halten können oder uns gar vor möglichen Krankheiten bewahren. Sie passen perfekt in die Anti-Aging Ernährung und

sollten sooft als möglich genossen werden. Achte allerdings darauf, dass die Produkte die Du kaufst naturbelassen sind.

Die besten Superfoods

Leinsamen: In nur 100 Gramm der kleinen Samen stecken ganze 35 Gramm an Ballaststoffen.

Quinoa: Das Inka-Korn, ein Mix aus Eiweiß und Kohlenhydraten, liefert dem Körper Brennstoff, der ihn über viele Stunden leistungsfähig hält.

Hanfsamen: Sie enthalten viele Proteine und Aminosäuren, die den Körper bei der Verbrennung von Fett unterstützen.

Bambussalz: Hat buddhistischen Mönchen zufolge eine reinigende Wirkung.

Weizengrassaft: Durch den hohen Chlorophyllgehalt wird der Entgiftungsprozess der Leber angeregt.

Goji-Beeren: Enthalten Antioxidantien und das Eisen.

Mandelmus: Enthält besonders viel Vitamin E, das die Körperzellen vor dem Angriff freier Radikale schützt.

Moringa: Die aus dem „Baum des Lebens" hergestellten Softwürfel verleihen dem Körper dank einer hohen Nährstoffdichte viel Energie.

Matcha-Tee: Das enthaltene Epigallocatechingallat aus dem grünen Tee hemmt die Speicherung von Fett im Körper.

Kokoswasser: Die klare Flüssigkeit ist fettfrei und enthält einen Mineralstoff-Mix aus Kalium, Natrium und Mangan.

Camu-Camu: Die Früchte aus dem Amazonas enthalten 60mal mehr Vitamin C als Orangen.

Aronia-Beere: Sie ist eine echte Wunderbeere, denn sie schützt vor vielen Krankheiten und Entzündungen

Chlorella: Die Süßwasser-Mikroalge enthält mehr Eiweiß als Fleisch und ist damit ideal für straffe Haut, schöne Haare und unsere Muskeln

Ashwagandha: Das als „Indian Ginseng" bekannte Pulver minimiert stressbedingte Hautunreinheiten.

Kakaobohnen: Kakaosamen regen die Produktion körpereigener Glückshormone an.

Chiasamen: Der hohe Kalziumgehalt von Chiasamen bringt das Fett am Bauch zum Schmelzen.

Agavensirup: Er ist süßer als Zucker, hat aber ein Viertel weniger Kalorien.

Kokosblütenzucker: Das ist ist ein besonders niedrig-glykämisches Süßungsmittel.

Avocado: Ihr grünes Fleisch hält eine Fülle an Vitaminen, Mineralstoffen, Aminosäuren und in erster Linie ungesättigten Fettsäuren bereit.

Shiitake-Pilz: Neben den Vitaminen B2, B3 und B6 enthält diese Köstlichkeit auch eine grosse Menge an Vitamin B5, der sog. Pantothensäure.

Acerola: Diese Frucht hat kaum Kalorien, ist reich an Vitamin C und zudem sind auch hohe Anteile an Kalium, Magnesium, Folsäure, Kalzium und Vitamin B enthalten.

Açai: Die Beere wird seit Jahrhunderten für ihre antioxidativen, energiesteigernden Eigenschaften verehrt.

Aktivkohle: Das feine, schwarze Pulver wird aus Kokosnussschalen gewonnen und ist das Beste für ein reines Hautbild.

Aloe Vera: Es wirkt hauterfrischend, immunstimulierend, reinigend und lässt die Haut strahlen

Grünkohl: Das Gemüse liefert viel Eisen und Kalium, soll den Blutdruck senken und enthält das Spurenelement Mangan, das für die Stärkung der Knochen wichtig ist.

Welche heimischen Lebensmittel sind Superfoods?

Randen: Die Rote Beete besitzt einen hohen Eisengehalt und ist daher besonders geeignet, um die roten Blutkörperchen zu vermehren. Die Vielfalt an sekundären Pflanzenstoff Betain schützt außerdem das Herz sowie die Blutgefäße. Dank ihrer enthaltenen Folsäure helfen sie bei der Zellerneuerung.

Nüsse: Ob Walnüsse, Macadamia, Mandeln oder Pistazien – man sollte täglich eine Handvoll davon in den Speiseplan einbauen. Obwohl fast alle Nusssorten viel Fett enthalten, sind es gerade die «guten» Fettsäuren, die nicht dick, sondern gesund machen. Die hohe Nährstoffdichte an Omega-3-Lieferanten, an Eiweiß und Ballaststoffen ist gut für Herz und Blutgefäße

Heidelbeere/Blaubeere: Die positiven Eigenschaften der Heidelbeere wurde schon in unzähligen Studien untersucht. Sie zeichnen sich durch die hohe Konzentration an Antioxidantien aus. Sie halten unseren Darm gesund und können angeblich sogar altersbedingtem Gedächtnisschwund vorbeugen

Granatapfel: Der Paradiesapfel ist seit jeher ein Symbol für Leben und Fruchtbarkeit. Die Samenkerne enthalten besonders viel Antioxidantien wie Polyphenole und Flavonoide. Diese können unsere Körperzellen vor Stress durch freie Radikale und der dadurch verursachten Zellalterung schützen. Daneben enthält der Granatapfel noch B-Vitamine, Eisen und Mineralstoffe.

Avocado: Avocado: Die beliebte Avocado, eine tropische Butterfrucht, gilt als vollendete Gesundheits-Bombe: Vitamin A, Alpha-Carotin, Beta-Carotin, Biotin und Vitamin E zeichnen sie genauso aus wie ihr nussiges, charmantes Aroma. Die Avocado – das haben schon mehrere Studien bewiesen – senkt den Cholesterinspiegel.

Anti-Aging Maßnahmen für ein straffes, faltenfreies Gesicht

Straffe Gesichtskonturen, ein frischer, jugendlicher Teint, strahlende Augen und schöne Haare können das Erscheinungsbild eines Menschen extrem positiv beeinflussen. Und es gibt uns ein gutes Selbstwertgefühl, während fahle, schlaffe Haut, dunkle Augenringe, große Poren, Pigmentflecken und tiefe Falten von unseren Mitmenschen als "negativ" wahrgenommen werden. Deshalb lohnt es sich so früh wie möglich dafür zu sorgen dass unser Gesicht möglichst lange die jugendliche Straffheit und Strahlkraft behält.

Nicht von ungefähr heißt es "wahre Schönheit kommt von Innen" oder "wie innen so aussen". Dein Äusseres widerspiegelt immer den Zustand Deiner Organe. Es liegt auf der Hand dass ein ungesunder Lifestyle mit falscher Ernährung, zu wenig Bewegung, zu viel Stress und zu wenig Schlaf auch unserem Aussehen schadet.

Was verhilft auch Dir zum frischen, schönen Look?

Unser Gesicht ist unsere Visitenkarte, hier sieht jeder auf einen Blick welche Spuren das Leben hinterlassen hat. Es ist sind nicht primär die Falten, es sind vor allem die hängenden und schlaffen Gesichtspartien die das Gesicht alt und müde aussehen lassen. Die Elastizität der Haut und Deine Gesichtskonturen hängen von der Stärke Deiner Gesichtsmuskulatur ab. Diese Muskeln brauchen genauso viel Training wie der Rest Deines Körpers

.Welche Übungen können Dir aber spezifisch bei diesem Problem helfen? Ich zeige Dir ein paar sehr effektive Möglichkeiten die ich entdeckt habe, wie man mit einem regelmässigen Gesichtstraining sein Gesicht effektiv und auf natürliche Weise straffen und Falten reduzieren kann. Wenn diese Übungen regelmäßig gemacht werden verhelfen sie Dir zu definierten Gesichtsmuskeln was Dich viel jünger aussehen lässt. Die Links zu den Videos findest Du im Download Bereich: https://gesund-und-schlank.fit/antiaging-download/

Ursachen der Hautalterung

Die Sonne oder besser gesagt das UV-Licht ist der allergrößte Verursacher von Hautalterung. Fast alles, was Dir an Deinem Hautbild nicht gefällt, kann den negativen Eigenschaften des UV-Lichts zugeschrieben werden (Photo-Aging). Belastung durch Umwelteinflüsse, Stress, ungesunde Ernährung und natürlich Nikotin lassen die Haut ebenfalls schneller altern.
Das A und O gegen Hautalterung: immer **Sonnenschutzcreme** mit ausreichend hohem Lichtschutzfaktor auftragen, wenn wir tagsüber nach draussen gehen, auch wenn die Sonne nicht scheint. Ich empfehle sogar Lichtschutzfaktor 50 da durch das Ozonloch die UV-Strahlung immer aggressiver wird. Hier die Wirkstoffe und Methoden die der Hautalterung entgegenwirken und Falten wegzaubern

Die Top-Ten Hautglätter

Ziel der modernen Anti-Aging Gesichtspflege ist es die Zellerneuerung und die Kollagenproduktion anzuregen. Viele Gesichtscremes mit den bekannten Anti-Anti Wirkstoffen Hyaluron und Kollagen taugen jedoch nichts, weil die Wirkstoffkonzentration einfach zu gering ist. Im Download Bereich kannst Du eine Liste mit hautschonenden aber dennoch wirksamen Anti-Falten Produkte herunterladen: https://gesund-und-schlank.fit/antiaging-download/

1 - PEELING MIT GLYKOLSÄURE (AHA)
Peelen ist der Schlüsselfaktor zu makelloser, strahlender Haut. Eine der effektivsten Methoden zum Durchführen für zuhause ist das regelmäßige Peelen der Haut mit 8-10%-igen Glykolsäure Pads. Abgestorbene Hautzellen werden entfernt, Poren werden verfeinert, die Kollagen- und Elastin Produktion wird angeregt, die Hautfeuchtigkeit erhöht und Pflegeprodukte können besser aufgenommen werden. Glykolsäure ist die

Perle unter den Fruchtsäuren und in dieser Dosierung unbedenklich für die tägliche Anwendung

2 - RETINOL (Vitamin A)

Retinol ist die stärkste bekannteste Form des Vitamin A. Retinol hat sich in der Anti- Aging Medizin als wahrer Faltenkiller erwiesen. Um die Spannkraft der Haut zu erhalten und Falten zu glätten lohnt es sich also, Kosmetikprodukte mit Retinol anzuwenden. Vitamin A fördert auch die Sehkraft, festigt den Knochenbau und beugt zuverlässig den Alterungsprozessen der Haut vor. Dieses Vitamin erfüllt somit alle wichtigen Voraussetzungen die an ein modernes Anti-Aging Mittel mit hohem Wirkungsgrad gestellt werden. Es glättet die Haut, macht sie praller, zudem wird die Zellerneuerung angekurbelt und es blockiert Enzyme die Kollagen zerstören. Es kann sogar Spuren der Hautalterung rückgängig machen. Kosmetikprodukte mit einer Retinol Dosis von 0.1% - 0.5% können bereits sichtbare Spuren lichtbedingter Hautalterung beseitigten (braune Pigmentflecken/Altersflecken), die Kollagenproduktion wird angeregt und die Dicke der Haut verbessert sich. So werden Krähenfüße, kleine Falten um den Mund und wirksam bekämpft. 1% Retinol rep. 2%-ige Retinoid Produkte sind noch wirksamer bei der Faltenbekämpfung, es wird aber nicht von allen gut vertragen (Rötungen, Brennen, Haut beginnt zu schuppen).

3 - VITAMIN C (Ascorbinsäure)

Ascorbinsäure ist die reine Form von Vitamin C. Es ist ein wichtiges Antioxidans, da es freie Radikale unschädlich macht. Denn unsere Körperzellen werden tagtäglich von mehreren tausend freien Radikalen attackiert: Abgase, Alkohol, Junk-Food, Medikamente, Zigarettenrauch … um nur einige zu nennen. Es sind also große Mengen Antioxidantien nötig, innerlich, wie äußerlich. Vitamin C ist einer der besten Wirkstoffe gegen Falten. Erst ab einer Konzentration von mind. 10% und regelmässiger Anwendung setzt der Kollagen Turbo ein. Ascorbinsäure hellt auch Pigmentflecken auf und verfeinert das Hautbild. Es ist eine gute Alternative zu Retinoiden, wenn diese Hautirritationen auslösen

4 - B VITAMINE

Niacinamid (Vitamin B3): Es beugt effektiv der Hautalterung vor indem es die Schutzfunktion der Haut stärkt. B3 hilft der Epidermis dabei mehr Hautfette (Ceramide) zu bilden. Die schützen die Haut vor Feuchtigkeitsverlust. Niacinamid stimuliert die Mikrozirkulation und fördert die Hauterneuerung. Es hat entzündungshemmende Eigenschaften, verbessert das Hautbild, reduziert Pigmentflecken und die Talgproduktion. Es verbessert die Regenerationsfähigkeit der Haut. **Folsäure (Vitamin B9)**: Dieses Vitamin spielt eine wichtige Rolle für Wachstumsprozesse. In Kosmetikprodukten soll Folsäure die Erneuerung von Hautzellen anregen.

5 - (POLY-)PEPTIDE

Peptide sind Eiweißmoleküle, die ein großes Potential haben, den Alterungsprozess von menschlichen Körperzellen zu verlangsamen. Besonders in der Hautkosmetik spielen Peptide im Anti-Aging deshalb eine immer wichtigere Rolle.

Es konnte nachgewiesen werden, dass Peptide als sogenannte Signalsubstanzen den Zellstoffwechsel auf vielfältige Weise anstoßen. Dies sorgt nicht nur für eine verbesserte Zellerneuerung, sondern fördert auch die Kollagenbildung der Haut. Kosmetik mit Polypeptiden ist besonders empfehlenswert für die dünne, empfindliche Haut der Augenpartie und den Nasolabialbereich. Für eine effektive und langanhaltende Wirkung gegen die Folgen der Hautalterung kommt es jedoch auf einen ausgewogenen Mix und hochwertige Qualität der Polypeptide an. **ARGIRELINE** : Argireline hemmt die Ausschüttung von Neurotransmittern, die die Kontraktion der Gesichtsmuskeln steuern. Durch seine entspannende Wirkung auf die aktive Mimikmuskulatur entwickelt es ähnlich faltenglättende Eigenschaften wie Botox. Das synthetische Anti-Aging-Peptid gilt als sicherer, injektionsfreier und belastungsarmer kosmetischer Wirkstoff zur Behandlung von Falten. In einer Konzentration von 10 % soll Argireline die sichtbaren Zeichen der Hautalterung um bis zu 30 % reduzieren, selbst tiefe Zornesfalten, Augenfalten und Oberlippenfalten sollen deutlich vermindert werden. Eine Versorgung der alternden Haut mit Polypeptiden ist immer dann besonders aussichtsreich und erfolgversprechend, wenn der Peptidmix dem persönlichen Bioprofil der Haut entspricht. Im Hinblick auf eine optimale Versorgung mit Peptiden als Verjüngungsbausteine kann es also durchaus sinnvoll sein, personalisierte Produkte zu verwenden.

6 - HYALURONSÄURE

Die Hyaluronsäure ist eine körpereigene Substanz und u.a. ein natürlicher Bestandteil des Bindegewebes, der Haut, des Knorpels und der Bandscheiben. Hyaluron hat die Fähigkeit große Mengen an Wasser zu binden. So wird unsere Haut mit mit genügend Feuchtigkeit versorgt und gestrafft. Auch die Zellerneuerung wird gefördert. Wird das Bindegewebe der Haut durch die Zufuhr von Hyaluronsäure regeneriert ist eine langfristige Beseitigung von Falten auch ohne Faltenaufspritzung beim Schönheitsdoc möglich. Konnte man sich bis vor kurzem die Verwendung hyaluronhaltiger Cremes sparen, weil das Ergebnis gleich null war, setzt die Kosmetikindustrie heute auf eine Hyaluronsäure der nächsten Generation. Diese kann tief in die Haut eindringen und nachhaltig Feuchtigkeit binden. Hochwertige Hyaluronsäure kann das bis zu 6.000-fache ihres Eigengewichts an Wasser binden. Die Haut wird sichtbar aufgepolstert, Falten gemindert und die Gesichtskontur gestrafft. In der Langzeitanwendung gibt Hyaluronsäure die Feuchtigkeit zurück, die sie durch Stressfaktoren wie Heizungsluft, Klimaanlagen und UV-Strahlen verloren hat. Höhere Dosierungen gibt es in Ampullenform. Damit können Fältchen von innen aufgepolstert und sanft reduziert werden. Die Einnahme sollte kurmäßig über einen längeren Zeitraum erfolgen, um den gewünschten Effekt zu erzielen. Wer keine Geduld hat kann sich Hyaluronsäure im Rahmen einer schönheitsmedizinischen Behandlung (Faltenaufspritzung) als Füllmaterial (filler) direkt in die Unterhaut spritzen lassen. Die Hyaluronsäure entfaltet dann sofort am Applikationsort ihre Wirkung. Hyaluronsäure wird überaus gut vertragen und birgt so gut wie keine Risiken oder Nebenwirkungen.

Hyaluronsäure für gesunde Gelenke
In der Orthopädie vermag Hyaluronsäure sogar die Gleitfähigkeit von Gelenken zu verbessern, indem durch das Einspritzen von Hyaluronsäure in das betroffene Gelenk den körpereigenen Knorpel zu neuem Wachstum anzuregen. Ein Therapieversuch bei Knorpelschäden, Gelenkverschleiß und Arthrose ist also empfehlenswert gerade dann wenn Schmerzen der Grund sind warum Du keinen Sport machst

Y - ANTIOXIDANTIEN
Antioxidantien ist in der Anti-Aging Medizin ein Oberbegriff für Substanzen, die in der Lage sind, die Zellgesundheit und damit die Lebensdauer von Zellen durch Abwehr sogenannter freier Radikale zu schützen. Diese schützende, abschirmende Wirkung von Antioxidantien konnte bereits in großen Studien belegt werden.
Antioxidantien sind meist pflanzlicher Herkunft und auch weiterhin Gegenstand von vielen Untersuchungen zu Zellgesundheit und Verhinderung von vorzeitiger Alterung. Antioxidantien können sowohl in

Tabletten/Kapselform als auch als Hautkosmetik verwendet werden. Bekannt und wirksam sind vor allem der pflanzliche Schutzstoffe Polyphenol, als Catechin zB in grünem Tee vorhanden. Extrakte aus Grüntee sollen die Hautzellen besonders gut vor schädlichen Sauerstoffverbindungen schützen

Antioxidantien als Radikalfänger

Besonders die alternde Haut ist oft durch Umwelteinflüsse dem Beschuss durch freie Radikale ausgeliefert. Kommen dann noch eine ungesunde Lebensweise oder Nikotinkonsum hinzu, dann haben freie Radikale leichtes Spiel. Sind Körperzellen über längere Zeit freien Radikalen ausgesetzt, dann führt dies unweigerlich zu Zellschäden. Müde Haut mit fehlender Spannkraft ist oft ein Zeichen für die fatale Wirkung von freien Radikalen. Antioxidantien als Radikalfänger können die Kettenreaktion der Hautschädigung durch freie Radikale unterbrechen und weitere Zellschäden abwenden.

8 - COENZYM Q10

Coenzym Q10 ist weit mehr als nur ein Anti-Falten-Mittel, immerhin konnte herausgefunden werden, dass jede Körperzelle das Q10 benötigt, damit Stoffwechselabläufe reibungslos funktionieren können. Es spielt aber auch eine wichtige Rolle im Zellschutz als Abwehr freier Radikale die für die Zellalterung verantwortlich sind. Für einige Organsysteme wie beispielsweise Herz-Kreislauf, Nerven- und Immunsystem scheint Q10 jedoch besonders wichtig zu sein. Da es mit zunehmendem Alter weniger gut aufgenommen wird macht sich ein Mangel schnell durch entsprechende Symptome bemerkbar.

Außerdem konnte nachgewiesen werden, dass Coenzym Q10 die Fettverbrennung beschleunigen kann. Darüber hinaus hat Q10 auch ausgeprägte antioxidative Eigenschaften und kann schädliche freie Radikale abfangen. Deshalb übernimmt Q10 auch eine wichtige Aufgabe für die gesamte Zellgesundheit.

folgende Lebensmittel sind reich an diesem wichtigen Anti-Aging-Mittel: Sesamöl, Nüsse, Zwiebeln oder Jungspinat.

9 - KOLLAGEN

Ob als Tabletten, Pulver oder Trinkampullen. Kollagen ist in aller Munde. Das Protein soll im Unterschied zu gängigen Anti-Aging-Produkten in tiefere Hautschichten vordringen und so den Zustand der Haut verbessern und verjüngen. Dabei gewinnt flüssiges Kollagen in letzter Zeit zunehmend an Beachtung. Kann Trinkkollagen die Haut wirklich sichtlich verjüngen?

Es gibt noch wenige Studien, doch diese sprechen durchaus von einem positiven Effekt auf die Haut, auch auf Gelenke und Knochen. Was kannst Du erwarten?
Bei regelmäßiger Einnahme wird die Haut fester, kleine Fältchen und Linien verschwinden, Sehnen, Gelenke und Knochen werden gestärkt. Die beste Wirkung erzielen Kollagenprodukte die aus Huhn, Schwein oder Rind gewonnen werden weil sie gegenüber Kollagen aus Fisch die bessere Kompatibilität zur menschlichen DNA aufweisen. Gibt es Kollagen aus pflanzlichen Produkten? Nein, Kollagen wird nur von Wirbeltieren produziert, es gibt daher kein pflanzliches Kollagen. Pflanzliche Nahrungsmittel, welche reich an Lysin oder Prolin sind unterstützen jedoch die Kollagensynthese im Körper.
Wie wirkt Kollagen im Körper? Nach der Einnahme wird das Kollagen im Verdauungstrakt aufgespalten, und übers Blut im ganzen Körper verteilt. Dort bleibt es bis zu 14 Tage. Dem Körper wird auf diese Weise ein Abbau von Kollagen suggeriert. So werden die Zellen zur vermehrten Produktion von Kollagen, Elastin und Hyaluronsäure angeregt. Flüssiges Kollagen ist demnach wirksamer als hochpreisige Kosmetik. Die Kollagenmoleküle in Kosmetika sind oft zu groß und werden daher nicht von den obersten Hautschichten in die tieferen Schichten transportiert wo die Kollagenproduktion stimuliert werden soll. Beim Kauf von flüssigem Kollagen sollte man sich vergewissern, dass es sich um hydrolysiertes Kollagen handelt, denn nur dieses kann vom Körper aufgenommen werden. Wirksam ist Kollagen in einer Tagesdosis von 2500 bis 5000 mg in Form von Drinks oder Shots. Bezüglich der Qualität sollte man auf die Herkunft des Produktes achten, denn gewisse Produkte können kontaminiert sein. Optimal für die Haut ist reines tierisches oder marines Kollagen Typ1, in Kombination mit Hyaluronsäure und Vitamin C zur Unterstützung der Kollagensynthese. Natürliche Aromen sind künstlichen vorzuziehen. Kollagen Typ 2 eignet sich zur Unterstützung der Gelenk-und Knorpelfunktion

0 - PHYTOHORMONE

Das Hormon Östrogen hält die Haut von Frauen jung. Nach den Wechseljahren entfällt dieser Effekt. Dann kann mit pflanzlichem Hormonersatz nachgeholfen werden. Phytohormone können die

Zellerneuerung ankurbeln, die Hyaluronsäure-Produktion im Bindegewebe wird angeregt und sie wirken gut gegen trockene Haut. Vor allem Soja-Extrakte kommen zum Einsatz.

Ab wann Anti-Aging Hautpflege?

Je früher desto besser. Wir altern nicht erst ab 30! Unsere Haut ist anspruchsvoll und die Pflegeprodukte sollten auf das Alter abgestimmt sein. So benötigt jüngere Haut vor allem Feuchtigkeit sowie Antioxidantien (Vitamin C und Vitamin E).
Für reifere Haut empfiehlt es sich Produkte mit den Wirkstoffen Peptide und Retinol zu verwenden.

Pflegeprodukte mit Hyaluronsäure und Antioxidantien sind für jedes Alter empfehlenswert. Sie verlangsamen den Alterungsprozess der Haut, glätten und pflegen sie.

Beauty Food

Es gibt viele Wege für natürliche und gesunde Schönheit. Neben Sport und der einen oder anderen Creme spielt wie immer eine ausgewogene Ernährung eine wesentliche Rolle für schöne Haut, gesundes Haar und kräftige Nägel. Welche Lebensmittel regelmäßig auf den Teller gehören verrate ich Dir hier

Allgemein ist buntes Essen mit vielen frischen Lebensmitteln sehr hilfreich um sich lange einen jugendlich strahlenden Teint und schöne Haare zu erhalten. Drei Portionen Obst und Gemüse am Tag liefern viele Vitamine, die unsere Zellen vor freien Radikalen schützen.

Lebensmittel für den Kollagenaufbau der Haut

Rotes Obst und Gemüse: Erdbeeren, Kirschen, Tomaten, rote Paprika, rote Beete, Hagebutten oder dunkle Holunderbeeren vertreiben Falten. Sie alle enthalten die antioxidative Substanz Lycopin und erweisen sich somit als natürliche Kollagen-Booster

Oranges Obst und Gemüse: Süßkartoffeln, Karotten, Mangos und Aprikosen enthalten viel Vitamin A. Das stärkt das Zellwachstum, regt die körpereigene Kollagenproduktion an und strafft das Bindegewebe.

Avocado: Für einen natürlichen Vitaminkick sorgt zum Beispiel die Avocado. Das darin enthaltene Vitamin E beugt altersbedingten Hautflecken vor. Vitamin B3 stärkt und strafft die Haut, Provitamin A fördert die Zellteilung. Avocado enthält jede Menge Omega-3-Fettsäuren was den Abbau von Kollagen verhindert.
Gesichtsmaske mit Avocado: Für eine Gesichtsmaske eine Avocado schälen und pürieren. Anschließend mit einem Teelöffel Honig, mit dem Saft einer Zitrone und 1 Esslöffel Quark/Frischkäse vermischen. Auf die Haut auftragen und nach 10 Minuten gründlich abwaschen.

Lachs: Der Fisch der reichlich die gesunden Omega-3 und Omega-6-Fettsäuren enthält was dem Kollagenabbau entgegenwirkt hilft uns auch sonst möglichst lange ein jugendliches Aussehen zu erhalten. Er liefert wertvolle Proteine die zur Zellerneuerung benötigt werden. Durch die enthaltenen Fettsäuren wird Dein Body mit ausreichend Feuchtigkeit versorgt was wiederum für mehr Elastizität der Haut sorgt.

Eier: Das Eigelb enthält das Vitamin B Cholin, das sich in die Aminosäure Glycin umwandelt. Diese ist an der Produktion von Kollagen beteiligt. Hühnereier (bitte nur aus Freilandhaltung) enthalten außerdem viel Protein und Carotinoide, das sind Antioxidantien die freie Radikale neutralisieren.

Haferflocken: Haferflocken können uns richtig jung halten, denn sie liefern Vitamin B1, Mangan, Eisen und L-Arginin, das einen positiven Effekt auf das Bindegewebe hat. Die Durchblutung wird verbessert, die Zellerneuerung beschleunigt und die Kollagenbildung unterstützt

Ananas: eines der bekanntesten Beauty-Foods. Die süße Frucht beinhaltet neben den wichtigen Spurenelementen wie Zink auch ausreichend Antioxidantien und verhindert damit Unreinheiten, schützt Zellen vor freien Radikalen und verlangsamt somit den Alterungsprozess der Haut. Darüber hinaus ist die exotische Frucht reich an Kupfer und Vitamin B6, welches Dein Haar kräftigt und zur gesunden und schuppenfreien Kopfhaut beiträgt.

Matcha: Matcha statt Lifting! Welche Frau wünscht sich das nicht. Das Grünteepulver gilt vor allem wegen seinem hohen Anteil an Antioxidantien, Vitaminen und Mineralien als Beauty-Booster und sorgt für eine schöne, straffe Haut. Matcha-Pulver kannst Du als Tee genießen oder in Deine Smoothies mischen

Ölfrüchte: Gerade in der kalten Jahreszeit neigt unsere Haut dazu trocken und brüchig zu werden. Um diesen Hautirritationen entgegenzuwirken, sollte man vermehrt auf sogenannte "Ölfrüchte" mit einem hohen Gehalt an Linolsäure setzen. Hierzu gehören zB **Leinsamen** oder **Hanfsamen**, welche mit essentieller Fettsäuren für eine bessere Feuchtigkeit der Haut sorgen, Hautunreinheiten vorbeugen und Ekzeme/Entzündungen der Haut schneller heilen lassen. Für ein ausgewogenes Frühstück lassen sich Lein- oder Hanfsamen mit Haferflocken optimal kombinieren. Haferflocken versorgen Dich mit Mangan. Dieses Spurenelement stärkt nicht nur die Haare, sondern sorgt auch dafür, dass die Haarfarbe strahlend bleibt bis ins hohe Alter.

Beeren und Früchte: Cranberries zum Beispiel versorgen den Körper mit Anthocyanen, welche die Haut robuster machen und so gegen UV-Strahlung schützen. Früchte wie Pfirsich enthalten viel Vitamin C und Beta-Carotine, die für eine natürliche Zellreparatur sowie Zellerneuerung sorgen.

Kokosöl: die darin enthaltenen Antioxidantien können die Haut sanft und effektiv straffen. Es enthält eine Fülle an Vitaminen und Mineralien die die Haut elastisch halten und zukünftigen Fältchen vorbeugen.
Hilfe gegen dunkle Augenringe: Zuwenig Schlaf, zu viel Stress - da sind Augenringe vorprogrammiert. Dann bietet sich Kokosöl für die Pflege der empfindlichen Augenpartie an. Massiere das Kokosöl unterhalb de Augen ein. Eine leichte Klopfmassage sorgt dafür, dass die Wirkstoffe schnelle in die Haut eindringen. Das regt die Durchblutung und den Lymphfluss an, die Haut wirkt frischer.

Mandeln: sie sorgen mit ihren hochwertigen Proteinen für straffere Haut und unterstützen das Muskelwachstum. Sie sind reich an Antioxidantien und Vitamin E, das für die Zellreparatur benötigt wird

Chiasamen: die Liste der Inhaltsstoffe ist imposant. Chiasamen enthalten dreimal so viel Antioxidantien wie Heidelbeeren, wertvolle Omega-3 und

Omega-6 Fettsäuren. Weiter steckt jede Menge Eiweiß, die Spurenelemente Zink, Kupfer und Magnesium in Chia. Dadurch wirken Chia-Samen als wahre Wunderwaffe im Kampf gegen die Hautalterung

Granatapfel: vor allem die reife Haut profitiert von dem vitaminreichen Saft des Granatapfels weshalb er in vielen Anti-Aging Cremes enthalten ist. Granatapfel verbessert generell das Hautbild, reduziert Fältchen und verbessert die Elastizität und Spannkraft der Haut.

Kurkuma: Kurkuma ist nicht nur ein tolles Anti-Aging Mittel sondern hilft auch gegen schlaffes Gewebe und Cellulite. Es stimuliert die Kollagenbildung und sorgt damit für straffe Haut und kräftige Haare. Durch die Antioxidantien reduziert es freie Radikale. Es entsteht ein Anti-Falten Effekt.

Zimt: Grosse Poren an Stirn, Nase und Wangen schauen nicht gerade schön aus Zimt ist bei fettiger Haut sehr hilfreich, da damit erweiterte Poren reduziert werden können. Und zwar so: Vermische 1 TL Honig mit Zimt bis eine homogene, schokoladenähnliche Maske entsteht und trage die Mischung auf die betroffenen Zonen auf. Außerdem soll Zimt auch für vollere Lippen sorgen: zuerst Vaseline auftragen danach das Zimtpulver. Massiere dann kreisförmig Deine Lippen mit dem Finger mindestens 1 min. Anschließend 5 min. einwirken lassen und abspülen. Wiederhole die Behandlung täglich 1 Woche lang.

Mehr Tipps für eine schöne Haut

Das Naheliegendste nicht vergessen: **genügend Trinken!** Das A und O für eine vitale, frische Haut ist genügend Flüssigkeit. Die optimale Tagesmenge liegt bei 2,5 bis 3 Litern. Von Vorteil ist generell lauwarmes bis warmes stilles Wasser trinken und blutreinigende, harntreibende Tees wie Brennnessel, Löwenzahn sowie rote Beete Saft.

Sport: Nebst den Jungmachern aus der Natur ist **Outdoor-Fitness** sehr zu empfehlen. Das hat gleich mehrere Vorteile: Wer frische Luft tankt nimmt Sauerstoff nicht nur über Lunge auf, sondern tatsächlich auch über die Haut. Sauerstoff hält unsere Zellen jung und sorgt so dafür, dass wir länger frisch und strahlend aussehen. Beim Sport wird die Haut besser durchblutet und so besser mit Nährstoffen versorgt Das Tageslicht ermöglicht die körpereigene Vitamin D Produktion. Vitamin D ist für den Knochenaufbau wichtig. Vitamin D hilft somit dabei, dass unsere Knochensubstanz auch im Gesicht gut erhalten bleibt und sich nicht zurückbildet. Am besten ist tägliche Bewegung an der frischen Luft einzuplanen, auch wenn's nur ein Spaziergang ist.

Der Schönheitsschlaf: Nach einer erholsamen Nacht mit mindestens 7h Schlaf zeigt sich beim morgendlichen Blick in den Spiegel meist ein sehr erfreuliches Bild. Der Teint ist frisch, unsere Augen strahlend, es gibt keine Augenringe und die Haut sieht irgendwie glatter aus. Für das straffere, fittere Gewebe ist unser Regenerationsstoffwechsel verantwortlich: Er reinigt und repariert die Zellen die tagsüber in Mitleidenschaft gezogen wurden und in denen noch Stoffwechselprodukte festsitzen, die abtransportiert und entsorgt werden müssen.
Dafür benötigt unser Körper vor allem eins: ausreichend Ruhe. Als Energiequelle für diese Tätigkeiten dient ihm hauptsächlich Fett. Und das kommt aus den ungeliebten Fettzellen: Ein Vorteil, den Du für Deine Figur nutzen solltest.
Wer also dafür sorgt, dass der Stoffwechsel nachts in Ruhe seinen Job machen kann, fördert

- den Lymphfluss (Abtransport von Schadstoffen)
- die Straffung des Bindegewebes
- die Fettverbrennung

Schlafmangel hingegen hat zur Folge, dass die Haut nachlässt, faltig wird und unregelmäßig pigmentiert ist.

Regelmässige **Gesichtsmassagen**: Diese regen die Durchblutung an und verhelfen dem Teint zu einem rosigen Schimmer. Mit einer Gesichtsmassage werden angespannte Gesichtszüge geglättet und die Bildung neuer Blutgefäße wird stimuliert. Ganz einfach und zeitsparend kann man eine Gesichtsmassage in die tägliche Pflegeroutine einbinden, in dem man die Tagescreme in kreisförmigen Bewegungen von innen nach außen aufträgt.

Auch mit Naturkosmetik kann man so einiges zu langanhaltender junger Haut beitragen:

- Man gibt ungefähr 20 Tropfen Sanddornöl in die tägliche Gesichtscreme. Dieses Öl schützt die Haut vor freien Radikalen und beugt somit dem Alterungsprozess vor.
- Öl aus Hagebuttenkernen: Dies liefert wichtige ungesättigte Fettsäuren sowie Vitamin A. Dabei das Öl abends auf Stirn und unter die Augen tupfen und einmassieren. Somit wird die Produktion neuer Hautzellen angeregt
- Gegen Fältchen um den Mund: Aloe-Vera-Saft auf den Lippen verteilen und anschließend Honig auftupfen. Aloe Vera beruhigt auch gereizte Haut.
- Wacholderbeeröl entwässert den Körper auf natürliche Art und Weise. Das Bindegewebe wird gestärkt und Tränensäcke gehen zurück. Dieses tupft man morgens und abends auf die Tränensäcke auf.

Falten um die Augen mildert man mit pürierten Erdbeeren das mit geschlagenem Eiweiss vermengt wird. Mit ein paar Tropfen Rosenwasser verteilt man das Ganze auf den betroffenen Stellen und lässt es einwirken.

Natürlich kann auch das ganze Gesicht behandelt werden. Dazu rührt man einen Teelöffel Honig in naturbelassenen Joghurt und trägt die Masse als Gesichtsmaske gleichmäßig auf.

AUFS RAUCHEN UND ALKOHOL VERZICHTEN

Und bitte, bitte! Verzichte aufs Rauchen, je früher desto besser! Sonst kannst Du damit rechnen dass Du mit 50 bereits die Haut einer 70-jährigen hast, fahl und zerknittert. Wer will das schon? Auch mit Alkohol solltest Du etwas zurückhaltend sein, lieber mäßig als regelmäßig. Wenn schon Alkohol dann am besten ab und zu ein Glas Wein zum Essen.

Cellulite wirksam bekämpfen

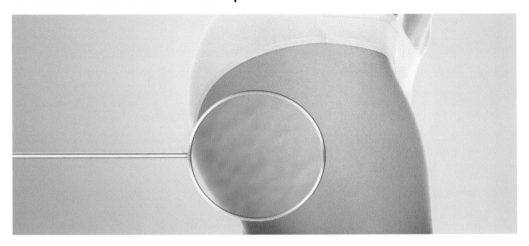

Cellulite ist ein Schreckgespenst vor dem leider fast niemand sicher ist. Infolge der Bindegewebsstruktur sind vor allem Frauen betroffen. Dabei spielt das Alter keine Rolle, schon sehr junge und auch schlanke Frauen können davon betroffen sein. Ich stelle Dir ein paar wirksame Möglichkeiten vor, wie Du die unschönen Dellen an Oberschenkeln, Po oder Bauch loswerden kannst.

Eine basen-, mineral- und vitaminreiche Ernährungsweise wie sie die Anti-Aging Ernährung sicherstellt, ausreichend Trinken (Wasser, Kräutertees) und regelmäßige Bewegung sind die Voraussetzungen für den Erfolg. Doch das reicht leider oft nicht aus. Gerade an weniger gut durchbluteten Stellen wie Po und Oberschenkel sitzen die an Wasser und Fett gebundenen Schlacken im Bindegewebe hartnäckig fest.Dann sind weiter Massnahmen notwendig um diese Einlagerungen gezielt abzubauen und unschöne Orangenhaut loszuwerden.

Bei hartnäckiger Cellulite gibt es verschiedene Behandlungsmöglichkeiten die Du in einem Kosmetikinstitut durchführen lassen kannst. ZB Lipomassage, Lymphdrainage oder Infrarot Behandlungen. Doch was kannst du selber gegen Cellulite tun?

DIY Massnahme gegen Cellulite

Cupping Massage (Schröpfen)

Nach dem Duschen oder Sport kannst du die Durchblutung deines Körpers durch die Schröpfmassage, auch Vakuum Massage genannt durchführen du setzt Saugglocken auf deine ölige Haut wodurch ein Unterdruck erzielt wird. Dadurch hebt sich nun die Oberhaut von den tiefergelegenen Schichten ab. Die Durchblutung des Gewebes wird angeregt und der Lymphstrom aktiviert. Schröpfen ist allerdings nichts für Warmduscher, denn es kann relativ schmerzhaft sein und an den behandelten Stellen können sich Blutergüsse bilden. Du kannst damit Po, Oberschenkel oder Bauch behandeln.

Wichtig ist, dass Ödeme, Krampfadern, Narben oder Muttermale bei der Behandlung ausgespart werden. Auch bei der Einnahme von Medikamenten sollte auf eine Behandlung verzichtet werden ebenso bei akuten Infekten, bei Diabetikern oder Schwangeren

Wie funktioniert Schröpfen?
Für das Schröpfen gibt es verschiedene Techniken. Du kannst linear zB von den Knien zum Po schröpfen und wieder beim Knie beginnen. Ebenso kannst Du in kreisenden Bewegungen von unten nach oben schröpfen. Aussparen solltest Du die Kniekehlen und die Leisten. Du kannst die Gläser aber auch an bestimmten Punkten stehen lassen
Bevor du selbst anfängst zu schröpfen solltest Du Dir dazu Fachbücher durchlesen oder eine Behandlung bei einem Heilpraktiker, Masseur oder in einem Kosmetikstudio durchführen lassen um zu sehen wie es funktioniert. Das lohnt sich auf jeden Fall und das Schröpfen wird Dir dann ganz leicht von der Hand gehen.

Schröpfgläser kannst du dir in verschiedenen Varianten übers Internet bestellen. Als Öl kannst du Sonnenblumenöl oder Dein Lieblings Öl nutzen. Du solltest allerdings sehr großzügig damit sein damit Du die Gläser gut über Deine Haut schieben kannst. Wichtig ist auch bei der Behandlung, dass du am Ball bleibst, dann wirst Du nach wenigen Wochen bereits positive Veränderungen bemerken können. Durch die bessere Durchblutung wird das Gewebe entwässert und kann wieder besser mit Nährstoffen versorgt werden. Schröpfen wird übrigens nicht nur gegen Cellulite und Reiterhosen, sondern auch bei Verspannungen und sogar bei der Faltenbehandlung eingesetzt

Bei der Cellulite Behandlung zu Hause wird folgende Vorgehensweise des Schröpfens empfohlen:

- Ein Massageöl deiner Wahl auf die Haut auftragen
- Du drückst den Zylinder oder Gummiball zusammen, drückst die Saugglocke auf deine Haut und lässt den Gummiball wieder los
- Nun folgen gleichmäßige Streichbewegungen
- Das Schröpfen kann nebenbei z.b. beim Fernsehen durchgeführt werden. Es ist eine einfache und effektive Anwendung
- Es gibt Schröpfgläser aus Glas und aus Kunststoff. Für zu Hause empfehle ich dir die Gläser aus Acrylglas mit Absaugvorrichtung. Diese sind leicht zu handhaben und die Wirkung trotz kostengünstiger Variante effektiv
- Beginne mit leichtem Unterdruck und bearbeite maximal zwei Partien am Tag
- Verwende genügend Öl damit das Glas leicht über die Haut gleiten kann
- Bei älteren Menschen ist beim Schröpfen eine vorsichtige Vorgehensweise ganz wichtig (Blutergüsse usw.)

Schlusswort und Danksagung

Ich möchte mich bei Euch allen, die mein Buch gekauft haben, herzlich bedanken. Ich hoffe, dass Dir meine Anleitungen, Tipps und Hinweise dabei helfen werden um mit einem basischen Lifestyle viele Probleme des Älterwerdens zu vermeiden respektive lange hinauszuzögern. Gesundheit ist unser höchstes Gut, und wir haben nur die eine! Gib acht darauf!

Dein Feedback ist mir wichtig

Ich möchte dieses Buch stetig erweitern und verbessern. Dafür bin ich auf Dein Feedback angewiesen. Wenn Dir dieses Buch gefallen hat und Du daraus einen Nutzen ziehen kannst würde ich mich über eine positive Bewertung bei Amazon oder der Plattform über der Du dieses Buch erworben hast freuen. Ebenso darfst Du dieses Buch gerne weiterempfehlen

Wenn Du Verbesserungsvorschläge hast, würde ich es begrüßen, wenn Du mir diese in ein paar Sätzen über franziska.braun07@gmail.com mitteilen würdest. Ich werde mich bemühen sie ins nächste Update dieses Buches zu integrieren

Kontakt & Impressum

Fraenzi Braun
Schneitstrasse 41
CH-6315 Oberaegeri

franziska.braun07@gmail.com

Website: https://gesund-und-schlank.fit
facebook: https://www.facebook.com/7malfit
Instagram: https://www.instagram.com/fraenzibraun07/
LinkedIn: https://www.linkedin.com/in/fraenzi-braun-b5053315a/

Copyright © 2020

Bitte beachten:
Auch wenn Du Dich schon nach kurzer Zeit besser fühlst: Das Umsetzen der Anti-Aging Kur kann eine eventuelle Behandlung durch einen Facharzt, einen Heilpraktiker oder Therapeuten nicht ersetzen. Wenn Du ernsthafte gesundheitliche Probleme hast, dann konsultiere bitte einen Arzt. Die Autorin übernimmt keine Haftung.

Die Wiedergabe von Gebrauchsnamen, Handelsnamen, Warenbezeichnungen usw. in diesem Werk berechtigt auch ohne besondere Kennzeichnung nicht zu der Annahme, dass solche Namen im Sinne der Warenzeichen- und Markenschutz-Gesetzgebung als frei zu betrachten wären und daher von jedermann benutzt werden dürfen. Trotz sorgfältigem Lektorat können sich Fehler einschleichen. Autor und Verlag sind deshalb dankbar für diesbezügliche Hinweise. Jegliche Haftung ist ausgeschlossen, alle Rechte bleiben vorbehalten.

Bildrechte & Lizenzen
Bilder wurden mit entsprechenden Lizenzen über: https://shutterstock.com/ erworben.

Printed in Great Britain
by Amazon